INDISPENSABLE MÉLATONINE

INDISPENSABLE MÉLATONINE

BRIGITTE KARLESKIND

nature et
vitamines

Collection dirigée par Brigitte Karleskind

Dans la même collection

Vitamine D, mode d'emploi

Potassium, mode d'emploi

Arthrose, les solutions naturelles pour vos articulations

Allergies, les solutions naturelles

Stress, les solutions naturelles

Guide des compléments antioxydants

Syndrome prémenstruel, les solutions naturelles

Mise en page et illustrations :
Idée Graphic (Toulouse)

ISBN : 978-2-36549-038-2

Imprimé par France Quercy à Mercuès
(France) - N° d'impression : 60048

Dépôt légal : 2e trimestre 2014

SOMMAIRE

NOTE IMPORTANTE

Le contenu de ce livre a pour objectif de fournir des informations sincères et loyales sur la relation santé-mélatonine. Il s'appuie sur des résultats de la recherche médicale telle qu'elle est pratiquée par des professionnels. Il peut arriver que des professionnels de santé aient une opinion différente de celle qui est exposée ou que des avancées rapides de la recherche fassent que ces données soient périmées. Les auteurs et l'éditeur ne pourront en être tenus pour responsables. De plus ils ne pourront être tenus pour responsables de tout programme de soins entrepris à partir des données de ce livre, que ce soit en automédication ou sous la conduite d'un professionnel. Toute question relative à votre santé ou à la nutrition doit être posée à un professionnel qualifié.

INTRODUCTION

On connait la mélatonine essentiellement pour ses effets sur le sommeil et le décalage horaire. En lisant ce livre, vous découvrirez que cette petite molécule découverte à la fin des années cinquante a beaucoup d'autres effets et que bien d'autres encore restent à découvrir ! Car il ne se passe pas un jour sans que de nouveaux résultats d'études ne sortent à son sujet. Ainsi, en 2013, plus de 600 articles ont été publiés sur Medline, le site de référence de l'Institut national de santé américain.

Produite naturellement dans notre organisme et transportée dans l'ensemble du corps par le sang, la mélatonine exerce des activités multiples dans pratiquement toutes les cellules dont elle protège l'intégrité grâce à son puissant pouvoir antioxydant. Elle exerce également un effet prépondérant sur la synchronisation du cycle veille/sommeil et sur la régulation des rythmes de nombreuses fonctions biologiques de l'organisme.

Les études expérimentales et travaux préliminaires laissent penser que cette hormone pourrait être l'une des substances les plus puissantes et les plus polyvalentes de l'organisme. Elle aurait, entre autres, la capacité de prévenir l'hypertension artérielle et le diabète, de ralentir le développement de certaines maladies dégénératives comme la maladie de Parkinson et de promouvoir la longévité. Elle semble également jouer un rôle fondamental à tous les stades de la vie pour la santé et le bien-être : amélioration de la qualité du sommeil, atténuation des effets du décalage horaire, renforcement du système immunitaire, etc.

Malheureusement, avec le passage des ans, sa sécrétion se perturbe et diminue, ouvrant la porte à de nombreuses altérations et notamment aux troubles du sommeil ou du système immunitaire. Il peut alors être intéressant de se supplémenter, nous verrons comment et dans quelles situations.

Mais ne nous trompons pas, la mélatonine n'est ni une panacée, ni ce que l'on a, un peu trop rapidement, appelé un « produit miracle » au début des années 2000, mais simplement une molécule qui, lorsqu'elle est bien utilisée, peut être extrêmement bénéfique. C'est ce que je vous propose de découvrir à travers ce livre.

Au fil de ces pages, vous apprendrez :

- les multiples propriétés de la mélatonine et pourquoi cette substance est si importante pour votre santé ;
- par quelles modifications simples de vos habitudes de vie et par quels changements alimentaires vous pouvez améliorer naturellement sa synthèse ;

- dans quelles situations les compléments peuvent être utiles ;
- comment surmonter les effets du décalage horaire provoqué par des voyages de plusieurs heures en avion ;
- pourquoi et comment la mélatonine peut améliorer votre sommeil.

Dans une dernière partie, nous aborderons les pathologies dans lesquelles des travaux scientifiques suggèrent une implication de la mélatonine et un intérêt potentiel de cette substance pour leur prise en charge.

PARTIE 1

QU'EST-CE QUE LA MÉLATONINE ?

CHAPITRE 1

UN PEU D'HISTOIRE...

LA MÉLATONINE EST UNE HORMONE PRODUITE PAR LA glande pinéale ou épiphyse, une structure de la taille d'un petit pois située à la base du cerveau. Sa découverte est relativement récente puisqu'elle remonte à 1958.

L'existence de la glande pinéale est, elle, connue depuis au moins 2000 ans. Le médecin grec de l'Antiquité Claude Galien, au IIe siècle après Jésus-Christ, cite les études des premiers anatomistes grecs impressionnés par le fait que la glande pinéale est perchée au sommet du télencéphale (le cerveau) et qu'il s'agit d'une structure simple et non double comme la plupart des autres organes du corps. Il en conclut qu'elle sert de valve pour réguler le flux des pensées dans le cerveau.

La fonction de la glande pinéale va rester longtemps mystérieuse. Elle est considérée pendant des années comme une sorte de troisième œil chez les vertébrés inférieurs et comme un vestige calcifié chez les mammifères.

En 1898, un médecin allemand, Otto Heubner, met en évidence son rôle dans la sécrétion d'hormones lorsqu'il note la présence de tumeurs de la glande pinéale chez des enfants souffrant de puberté précoce.

Au cours des cinquante années qui suivent, de nombreux cas de problèmes de développement sexuel en rapport avec des dysfonctionnements de la glande pinéale vont être décrits.

Découverte de la formule chimique de la mélatonine

Au printemps 1915, Carey P. McCord et Floyd P. Allen, deux chercheurs américains de l'université John Hopkins, entreprennent de démontrer l'influence des substances présentes dans la glande pinéale de bovins sur les processus de croissance et de différenciation des têtards. Les larves utilisées sont nées dans le laboratoire et ont été nourries avec des extraits de glandes pinéales dès leur naissance. Au dixième jour de leur vie larvaire, les larves présentent une coloration plus claire que celle des larves témoins. Une demi-heure après avoir absorbé l'extrait de glande pinéale, les têtards, auparavant noirs, deviennent translucides, si bien que toutes leurs viscères transparaissent. McCord et Floyd vont découvrir que cette décoloration est provoquée par l'agrégation des granules de mélanine — le principal pigment du règne animal — dans la peau des batraciens. Leurs travaux sont publiés en 1917.

En 1918, un anatomiste suédois, Nils Holmgren examine la région pinéale de grenouilles et d'un petit requin, la roussette. Il constate qu'elle contient des cellules sensorielles qui ont une ressemblance marquée avec les cônes, les cellules que l'on rencontre dans la rétine. Ces cellules sensorielles sont au contact de cellules nerveuses. Il émet l'hypothèse que la glande pinéale agit comme un photorécepteur (sensible à la lumière) et donc que la lumière joue un rôle prépondérant dans son fonctionnement.

Quelques années plus tard, le dermatologue américain, Aaron B. Lerner, de l'école de médecine de l'université de Yale, spécialiste des troubles de la pigmentation, recherche l'hormone responsable de l'éclaircissement de la peau chez les personnes atteintes de vitiligo, une maladie caractérisée par une dépigmentation en plaques. L'un de ses collaborateurs tombe alors sur l'article publié en 1917 par Carey McCord et Floyd Allen. L'équipe du chercheur décide d'isoler les substances présentes dans la glande pinéale pour en étudier les effets sur le vitiligo. Elle se met à recueillir des milliers d'épiphyses bovines dans le but d'en extraire la plus grande quantité possible : il leur faut 2 500 épiphyses pour obtenir une centaine de milligrammes d'extrait sec ! Les chercheurs parviennent à isoler la molécule responsable de l'effet éclaircissant de la peau. En 1958, ils découvrent sa formule chimique : c'est la N-acétyl-5-méthoxytryptamine. Ils la baptisent mélatonine : « méla » parce qu'elle éclaircit les cellules qui produisent le pigment de la mélanine, et « tonine »parce qu'elle est proche de la sérotonine.

Malheureusement pour l'équipe de Lerner, la mélatonine n'est pas la clé du traitement du vitiligo puisqu'elle semble n'avoir aucun effet dépigmentant chez les mammifères.

Importance de l'alternance lumière/obscurité

À la fin des années cinquante, l'intérêt du biochimiste américain Julius Axelrod pour les hormones agissant comme neurotransmetteurs dans le cerveau le conduit à s'intéresser à la glande pinéale. En 1959, il commence une série d'investigations utilisant des glandes pinéales de rats pour expliquer le rôle de cette glande et de la mélatonine. Il découvre entre autres que, chez des rats, l'exposition à la lumière fait diminuer la synthèse de la mélatonine. C'est lui qui, en 1974, réalise la biosynthèse de la mélatonine à partir du tryptophane.

En 1961, la zoologue Virginia Fiske du collège Wellesley, conclut de ses expérimentations que la lumière a un effet sur le poids de la glande pinéale de rats et que ces changements lumineux semblent affecter leur désir sexuel.

En 1964, deux jeunes médecins américains, Russel Reiter et Roger Hoffman, travaillant pour l'armée américaine dans le cadre d'un projet de voyage sur Mars, cherchent des moyens pour plonger les astronautes en hibernation. L'objectif est d'éviter d'avoir à transporter des quantités massives d'eau, de nourriture et de déchets lors des missions spatiales. Les deux scientifiques ne parviennent pas à trouver la clé de l'hibernation. En revanche, ils découvrent que la quantité de mélatonine produite pas la glande pinéale est régulée par la lumière et l'obscurité et qu'elle déclenche la saison des accouplements chez les hamsters ! Cette découverte marque le début d'une passion des deux chercheurs pour la mélatonine. Ceux-ci vont continuer à travailler sur cette mystérieuse hormone. Ils vont contribuer à mettre au jour un grand nombre de ses facettes et à les faire connaître au grand public.

C'est seulement dans les années soixante-dix, avec le développement de techniques de mesures infimes, que l'on va mettre en évidence qu'elle est principalement sécrétée la nuit et qu'elle influence le sommeil, les rythmes circadiens et cardiaques et qu'elle relâche les muscles.

En 1993, on décrit son rôle antioxydant.

HIBERNER POUR ALLER SUR MARS

La Nasa prévoit d'envoyer les premiers astronautes sur Mars en 2023 et réfléchit à la façon d'organiser au mieux le voyage de l'équipage. Les chercheurs de l'agence spatiale envisagent sérieusement de faire entrer les voyageurs de l'espace en hibernation. « Endormir » les cosmonautes pourrait être réalisable grâce à certains traitements qui ont déjà fait leurs preuves en laboratoire tels que le DADLE (D-Ala, D-Leu-enképhaline). Ce dernier a été testé sur des écureuils et les a fait entrer en hibernation en dehors de la saison habituelle. Les animaux se sont ensuite réveillés sans séquelle. Le DADLE est une molécule similaire à celles que l'on trouve dans le cerveau et qui déclenche l'hibernation chez certaines espèces. Mais cette molécule n'a pas encore été testée chez l'homme.

Une molécule miraculeuse ?

En 1995, la publication aux États-Unis d'un ouvrage intitulé *The melatonin miracle* de Walter Pierpaoli, William Regelson et Carol Colman, puis en 1996, celle de *Melatonin : Your body's natural wonder* (*Mélatonine, le fabuleux médicament naturel de votre corps*) de Russel Reiter, Jo Robinson et Jo Reiter placent la mélatonine sur le devant de la scène médiatique américaine, ce qui a pour effet de faire monter les ventes de compléments alimentaires en flèche. La mélatonine devient d'abord célèbre aux États-Unis, puis en Europe.

En France, l'hormone est parée de vertus miraculeuses, allant de l'allongement de la vie et la lutte contre le vieillissement jusqu'à la protection contre certains cancers, en passant par son rôle sur la sexualité et la santé cardiovasculaire. Mais ces louanges, parfois excessives, soulèvent également la méfiance de nombreux médecins et il faut attendre les années 2000 et la publication de nouveaux travaux scientifiques pour qu'elle retrouve la place qui lui est due.

La mélatonine fait aujourd'hui l'objet de nombreuses recherches de part le monde et des publications nous font découvrir peu à peu ses multiples propriétés. Mais elle est encore loin d'avoir dévoilé tous ses mystères.

CHAPITRE 2

UN RÔLE FONDAMENTAL DANS LA RÉGULATION DES RYTHMES BIOLOGIQUES

Une molécule présente dans tout le règne vivant

On retrouve la mélatonine dans tous les systèmes vivants : plantes, être vivants vertébrés ou invertébrés, micro-organismes... Elle semble être l'un des signaux biologiques les plus primitifs apparus sur la terre. Chez les vertébrés, on la retrouve particulièrement dans différents tissus de l'œil, les cellules de la moelle osseuse, les plaquettes, les lymphocytes, la peau, certaines cellules du système gastro-intestinal sécrétant des hormones et des neuromédiateurs (cellules entérochromaffines) et la vésicule biliaire.

Chez l'homme, la mélatonine est produite principalement par la glande pinéale. Sa synthèse est contrôlée à la fois par l'horloge circadienne interne (située dans une région du cerveau appelée « noyaux suprachiasmatiques ») et par la lumière de l'environnement.

L'une des caractéristiques de cette petite molécule dérivée du tryptophane est que sa synthèse se produit la nuit, indépendamment des activités. C'est pour cette raison qu'elle est souvent décrite comme l'**hormone de l'obscurité** (on parle de molécule « chronobiotique »). Elle a même été baptisée par certains « l'hormone Dracula ».

La mélatonine synthétisée par la glande pinéale est sécrétée dans le sang et ainsi transportée vers l'ensemble des organes. Comme elle traverse facilement les membranes cellulaires, elle se retrouve présente dans l'ensemble des cellules du corps.

La mélatonine est également sécrétée dans le système gastro-intestinal à des taux beaucoup plus élevés que dans la glande pinéale. Il y a dix à cent fois plus de mélatonine dans le système gastro-intestinal que dans le sang et au moins quatre cents fois plus que dans la glande pinéale. Elle n'est pas redistribuée dans la circulation sanguine et reste où elle a été sécrétée, ce qui explique, nous le verrons plus loin, qu'elle joue un rôle important dans la santé du système gastro-intestinal.

La mélatonine est, enfin, produite dans l'œil et reste dans les cellules de la rétine.

Rôle dans l'adaptation aux cycles naturels

La vie sur Terre s'est développée dans le cadre d'une alternance de phases lumineuses et de phases obscures, de phases de chaleur et de phases de froid, toutes liées à la rotation de la terre autour de son axe et autour du soleil. Les mammifères, y compris les hommes, se sont adaptés à cette rythmicité en organisant leur comportement en périodes de repos ou de sommeil et d'activité, en fonction de la nuit et du jour.

Si l'homme dort la nuit et s'active le jour, c'est qu'au cours de la plus grande partie de l'évolution, il était beaucoup moins dangereux pour lui de se reposer et de dormir que de se promener à l'extérieur à la nuit tombée en prenant le risque de faire de mauvaises rencontres. Par ailleurs, les hommes ayant un odorat et une ouïe peu développés ainsi qu'une mauvaise vision de nuit par rapport à la plupart des animaux, leur activité diurne leur donnait de meilleures chances de survie.

C'est pour cela que la sélection naturelle a favorisé le développement d'horloges biologiques internes pour suivre le temps dévolu au jour et à la nuit et faire les modifications comportementales appropriées. Ces horloges assurent aux différentes fonctions biologiques d'être automatiquement déclenchées au moment le plus approprié comme, par exemple, commencer à somnoler et à s'endormir lorsque la nuit tombe.

LE RYTHME CIRCADIEN

À cause de cette alternance jour/nuit, la plupart des organismes fonctionnent selon un rythme circadien (du latin *circa* — autour — et *dies* — jour), c'est-à-dire un rythme biologique d'une durée d'environ 24 heures.

Ce rythme a une origine dite « endogène » (interne) car il est régulé par une horloge principale située dans l'hypothalamus, une structure du système nerveux ; mais il est aussi régulé par des horloges secondaires (chaque cellule possède une horloge propre). Ces dernières « tournent » même en absence de tout stimulus extérieur, dans des conditions parfaitement constantes de lumière et de température, pendant des semaines voire des mois avec un tempo d'un peu plus de 24 heures (lire page 26).

La mélatonine donne la position de l'alternance jour/nuit

Le rôle principal de la mélatonine est de renseigner l'organisme sur la position de l'alternance jour/nuit afin de le mettre en phase avec l'environnement. Parce que sa sécrétion démarre à la tombée de la nuit et s'arrête au lever du jour, la mélatonine constitue un signal biologique pour diverses fonctions dépendantes de la durée du jour (et donc de la saisonnalité) comme le sommeil. Par la durée et l'amplitude de sa sécrétion, elle détermine un calendrier interne qui régule les rythmes journaliers et saisonniers des grandes fonctions physiologiques, assurant l'homéostasie[1], la reproduction et la survie.

1 L'homéostasie désigne la capacité d'un système à conserver son milieu intérieur en équilibre. Tous les mécanismes corporels entrent dans l'homéostasie : le rythme cardiaque, la respiration, la miction (action d'uriner), la transpiration, la digestion, la température corporelle, la composition du sang, etc. Tous ces phénomènes naturels permettent l'équilibre de l'ensemble de l'organisme et son fonctionnement normal.

Chaque jour, elle définit « la nuit biologique » et renforce le moment et l'intensité d'événements liés à la nuit, comme le sommeil ou la baisse nocturne de la température. Chez les animaux, la mélatonine règle le comportement par rapport aux saisons : migrations, hibernation, reproduction… Et l'homme a conservé quelques fonctions saisonnières comme les changements d'humeur ou le succès de la fécondation qui pourraient être synchronisées par la mélatonine. Chez les femmes (qui ont d'ailleurs une glande pinéale plus grosse que celle des hommes), elle règle aussi les cycles menstruels.

Les mécanismes horlogers agissent également comme « programmeurs saisonniers », aidant l'organisme dans sa rythmicité saisonnière concernant la fertilité voire chez les animaux l'hibernation, la pousse de la fourrure ou son camouflage.

Cette fonction de l'évolution favorise la fertilité à un moment où, comme au printemps, la nourriture devrait être plus facile à trouver à quelques semaines de la naissance. Elle évite ainsi une conception aléatoire qui pourrait s'accompagner du risque d'avoir à se procurer des aliments pour un nouveau-né pendant l'hiver, période durant laquelle il est particulièrement difficile de trouver à manger.

POSITION VEILLE OU SOMMEIL

Pour que le sommeil s'installe, le cerveau doit éteindre un à un les centres de l'éveil et activer dans le même temps les centres du sommeil. Il le fait grâce à une horloge interne rythmée par l'alternance jour/nuit. À l'arrivée de l'obscurité, la mélatonine est sécrétée et règle notre horloge interne sur la position sommeil. Au matin, la mélatonine reflue et l'horloge se place en position éveil. Si les rouages de l'horloge viennent à se gripper ou à s'accélérer, l'insomnie apparaît.

L'horloge interne principale

Comme nous l'avons dit plus haut, l'horloge interne (ou endogène) est nichée au cœur du cerveau, au sein d'une petite structure appelée noyaux suprachiasmatiques (NSC) située dans l'hypothalamus. Cette petite structure, grosse comme une tête d'épingle et formée de deux noyaux, est composée du regroupement de quelque 20 000 neurones dotés d'une activité électrique rythmique. Cette activité rythmique est sous-tendue par une dizaine de « gènes horloges » dont l'activité cyclique est responsable du rythme proche de 24 heures.

Le fonctionnement des NSC est modulé par la lumière. La structure reçoit en effet les informations lumineuses directement de la rétine par l'intermédiaire d'un faisceau empruntant le nerf optique, mais distinct des voies visuelles. Ces informations y sont traitées avant d'être transmises à la glande pinéale (voir schéma ci-contre).

En l'absence de stimulation lumineuse, les NSC délivrent ces informations pulsatiles de façon répétitive, comme un oscillateur des fonctions, selon un programme préétabli, sur une durée d'un peu plus de 24 heures (24,8 ou 24,2 heures selon les auteurs des études scientifiques).

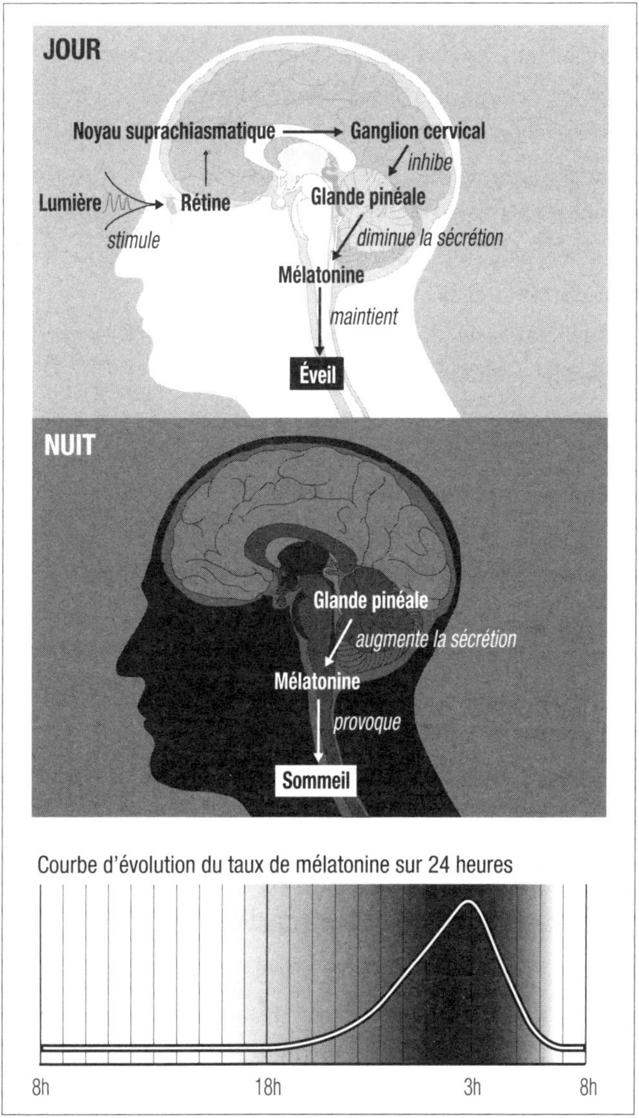
JOUR
Noyau suprachiasmatique
Ganglion cervical
inhibe
Lumière
Rétine
stimule
Glande pinéale
diminue la sécrétion
Mélatonine
maintient
Éveil
NUIT
Glande pinéale
augmente la sécrétion
Mélatonine
provoque
Sommeil
Courbe d'évolution du taux de mélatonine sur 24 heures
8h
18h
3h
8h

Les organes périphériques, le cœur, les vaisseaux, les glandes hormonales, etc. reçoivent ces informations sur les rythmes biologiques. Il semble que ce rythme soit impulsé par l'hypothalamus car sa destruction entraîne la disparition de cette rythmicité.

Les NSC contrôlent ainsi les variations journalières de la plupart des paramètres physiologiques et comportementaux : sécrétions hormonales (y compris celle de la mélatonine), prise alimentaire, rythme veille/sommeil, vigilance, température interne.

La mélatonine est synthétisée la nuit chez toutes les espèces et la durée de sa sécrétion reflète celle de la nuit. **Sous l'effet de l'obscurité, la glande pinéale ou épiphyse libère de la mélatonine.** Son taux atteint son maximum entre 1 heure et 5 heures du matin (voir schéma page précédente). Puis, à l'aube, lorsque la lumière pénètre dans le cerveau jusqu'aux NSC, elle inhibe la sécrétion de mélatonine par la glande pinéale. La durée de la sécrétion nocturne de mélatonine est proportionnelle à la longueur de la nuit et varie donc au cours de l'année en fonction des saisons. Ainsi, par exemple en Finlande, la sécrétion hivernale de mélatonine dure 2 heures de plus que dans notre pays.

L'horloge biologique circadienne

Elle est indispensable à la vie de tous les organismes vivants. Elle permet de rester synchronisé à la journée de 24 heures définie par l'alternance du jour et de la nuit. Une multitude de grandes fonctions biologiques sont directement ou indirectement contrôlées par ce système : le cycle veille-sommeil mais aussi la température interne, les systèmes cardiovasculaire, digestif et immunitaire, les concentrations hormonales et les performances cognitives, la division cellulaire et la réparation de l'ADN. Un défaut de synchronisation de l'horloge circadienne conduit à des altérations de la veille, de l'humeur ainsi que des processus neurocognitifs et cellulaires.

LES RYTHMES CIRCADIENS SONT DÉTERMINÉS GÉNÉTIQUEMENT

Cette horloge biologique interne a un rythme autonome et une origine génétique. Ainsi par exemple, lorsque l'on détruit les noyaux suprachiasmatiques d'un hamster, on désorganise complètement ses activités rythmiques comme l'alternance veille-sommeil. Par ailleurs, si l'on prélève les noyaux suprachiasmatiques d'un fœtus de hamster pour les transplanter à l'animal dont on a détruit les noyaux, le rythme est rétabli mais avec les propriétés du donneur. Cela signifie que chaque être vivant a des rythmes qui lui sont propres et qui ont été déterminés à sa conception. C'est particulièrement vrai pour le rythme de la sécrétion de la mélatonine.

… ET SONT MODULÉS PAR L'ENVIRONNEMENT

Le fonctionnement de l'horloge est contrôlé par des stimulations provenant de l'environnement externe. On appelle ces stimuli des « synchroniseurs » ou agents donneurs de temps ou encore des *zeitgebers*. Les synchroniseurs contrôlent la période et la phase des rythmes circadiens mais ne les créent pas.

LE RYTHME CIRCADIEN DES FEMMES DURE LÉGÈREMENT MOINS LONGTEMPS QUE CELUI DES HOMMES

Un laboratoire américain (*Harvard Medical School* de Boston) a mesuré la durée du cycle de l'horloge circadienne chez 52 femmes et 105 hommes âgés de 18 à 74 ans suivis pendant 2 à 6 semaines. Les chercheurs ont constaté que la durée moyenne du cycle circadien est légèrement supérieure à 24 heures chez les hommes comme chez les femmes et cela, indépendamment de leur âge. Ils ont également remarqué que l'horloge biologique circadienne des femmes « tourne » plus rapidement que celle des hommes : la durée du cycle circadien des femmes est en effet en moyenne plus courte de 6 minutes. Ils ont également observé que les femmes ont 2,5 fois plus de probabilité que les hommes d'avoir un rythme circadien de moins de 24 heures.

Cela signifie que, pour les femmes, la journée définie par l'horloge biologique est terminée avant que 24 heures ne soient écoulées. Ce décalage nécessite donc un réajustement de l'horloge tous les jours par rapport à la durée de 24 heures. Cela pourrait expliquer pourquoi les femmes se réveillent en moyenne plus tôt que les hommes.

Le synchroniseur est un facteur environnemental, parfois social, mais toujours périodique, comme par exemple les heures des repas. Chez l'homme, le cerveau règle l'horloge biologique entre 23 h 30 et 24 h 30. Tout comme une pendule qui prendrait un peu de retard ou d'avance chaque jour, l'horloge biologique doit être remise à l'heure quotidiennement. C'est la lumière, en particulier, l'alternance lumière/obscurité, qui permet la synchronisation de l'horloge, en corrigeant, selon les individus, l'avance ou le retard par rapport à la durée du jour de 24 heures.

Quand les rythmes biologiques se désynchronisent

Cette mécanique bien huilée n'empêche pas les rythmes biologiques de se désynchroniser. Les facteurs de désynchronisation peuvent être externes (décalage horaire du fait d'un voyage transatlantique ou d'un travail posté ou en rotation) ou interne (vieillissement, maladie cancéreuse, etc.).

Toute substance ayant un effet sur le système nerveux central est également susceptible d'avoir un impact sur l'horloge interne cérébrale.

Ainsi, la consommation d'**alcool** diminue la température interne corporelle la journée et l'augmente la nuit, entraînant une diminution de moitié de l'amplitude de la variation du rythme circadien de la température. Cela pourrait expliquer, au moins en partie, les troubles de l'humeur et du sommeil observés chez les personnes alcooliques. La baisse de température qui se produit normalement la nuit avec la sécrétion de mélatonine favorise en effet l'endormissement et le sommeil. Une augmentation de la température nocturne est au contraire source de trouble du sommeil et, par suite, de perturbation de l'humeur pendant la journée.

L'alcool entraîne également un retard de phase du rythme circadien de la mélatonine chez les personnes alcoolo-dépendantes, que l'on ne retrouve pas chez des volontaires sains dans un protocole d'alcoolisation.

La prise de **médicaments** comme le propofol, un anesthésique général, peut également avoir un effet perturbateur. Il a été montré, dans des études menées chez le rat et chez l'homme après une coloscopie, qu'il produit un effet désynchronisant sur les rythmes circadiens de la température, du cycle veille/sommeil et de la mélatonine. Ces perturbations perduraient encore 48 à 72 heures après l'anesthésie.

Généralement, toute perturbation du rythme circadien s'accompagne d'un ensemble de symptômes : troubles du sommeil et de l'humeur, fatigue, somnolence diurne, dépression, troubles de l'appétit et diminution des performances et de la vigilance. Nous verrons plus loin que la mélatonine peut resynchroniser les rythmes biologiques perturbés.

LES TROUBLES DU SOMMEIL : PREMIER SIGNE DE VIEILLISSEMENT

Chez l'homme, avec le passage des années, les rythmes biologiques s'altèrent et la première fonction perturbée est le rythme veille/sommeil. Sa perturbation diminue de façon brutale la qualité de vie des individus et se rencontre aussi bien dans le vieillissement normal que dans les démences séniles et certains cas de cancers. On suppose que l'horloge biologique serait la première à être atteinte au cours du vieillissement, déclenchant ainsi l'altération de différentes fonctions de l'organisme.

À RETENIR

- La mélatonine détermine les rythmes journaliers et saisonniers des grandes fonctions biologiques de notre corps.
- À l'arrivée de l'obscurité, elle règle notre horloge interne en position sommeil et, lorsque le jour se lève, en position éveil.
- La perturbation des rythmes biologiques accompagnée de celle de la sécrétion de mélatonine est source, notamment, de troubles du sommeil.

CHAPITRE 3

UN RÔLE PROTECTEUR POUR L'ORGANISME

La mélatonine aide à lutter contre le vieillissement cellulaire

LA MÉLATONINE EST L'**UN DES PLUS PUISSANTS antioxydants connus** et est fortement impliquée dans le système de défense de l'organisme. Pourquoi cette propriété est-elle intéressante ? Parce que le vieillissement s'explique en partie par les perturbations engendrées par des molécules réactives — les radicaux libres — qui sont à l'origine du « stress oxydatif » que la mélatonine contribue à combattre (lire encadré, page 37).

Parce qu'elle est à la fois soluble dans l'eau et dans les graisses, la mélatonine est en effet capable d'exercer ses activités antioxydantes dans tous les compartiments cellulaires de l'organisme où elle protège les molécules des effets délétères des radicaux libres.

Par des effets antioxydants directs, la mélatonine neutralise tout un éventail de molécules hautement réactives responsables de graves dégâts cellulaires. Son action antioxydante est deux fois plus puissante que celle de la vitamine E, cinq fois plus efficace que celle du glutathion et 500 fois plus forte que celle du DSM, un antioxydant synthétique.

Elle agit également de façon indirecte en stimulant un certain nombre d'enzymes antioxydantes de l'organisme (glutathion peroxydase, superoxyde dismutase et glutathion réductase) et en renforçant la production de glutathion, un antioxydant majeur présent dans notre organisme.

De plus, l'un de ses produits dérivés, qui se forme lorsqu'elle réagit avec des radicaux libres, le N1-acétyl-N2-formyl-5-méthoxykynuramine, est lui-même un puissant nettoyeur de radicaux libres et un antioxydant au moins aussi puissant que la mélatonine elle-même. Cette capacité à induire une « cascade antioxydante » renforce encore l'efficacité antioxydante de la mélatonine.

Un grand nombre de ses effets bénéfiques pour l'organisme découle de ses puissantes actions antioxydantes. Des travaux sur animaux suggèrent ainsi que, dans le cerveau, la mélatonine inverse un certain nombre de modifications liées au vieillissement et qu'elle diminue la vulnérabilité du cerveau à l'oxydation grâce à ses capacités à détruire les radicaux libres oxygénés et à stimuler l'activité des enzymes antioxydantes.

La capacité de défense antioxydante de l'organisme diminue en même temps que la sécrétion de la mélatonine se réduit. Compte tenu de l'importance de son action antioxydante pour lutter contre certaines maladies liées au vieillissement, il semble raisonnable de penser qu'une supplémentation en mélatonine, permettant de maintenir un niveau suffisant, pourrait être bénéfique pour la santé.

LE STRESS OXYDANT, C'EST QUOI ?

Les radicaux libres sont impliqués dans le vieillissement et un grand nombre de maladies dégénératives. Ils sont générés par le fonctionnement normal de l'organisme mais aussi sous l'influence de la pollution, du tabac ou du rayonnement solaire. Ce sont des molécules très instables, donc hautement réactives, qui oxydent les constituants de la cellule. Les membranes cellulaires, riches en acides gras polyinsaturés, constituent une cible de prédilection pour les radicaux libres qui endommagent sa structure et perturbent ses fonctions par des réactions en chaîne. Les acides gras endommagés donnent naissance à des produits de dégradation qui entraînent d'autres dommages, comme l'altération des gènes contenant la programmation de nos cellules. Les parties endommagées sont remplacées au fur et à mesure que les lésions se produisent. Avec l'âge, les lésions non réparées sont de plus en plus nombreuses.

Notre organisme possède un système de défense contre les radicaux libres qui fait intervenir des nutriments de l'alimentation (vitamines E et C, caroténoïdes, polyphénols, sélénium, etc.) ainsi que des substances synthétisées par l'organisme comme des enzymes (glutathion peroxydase, catalase ou superoxyde dismutase) ou encore des molécules comme le glutathion ou la mélatonine.

On parle de stress oxydant quand ce système de défense est débordé par les radicaux libres.

Elle aide à préserver l'intégrité des mitochondries

Les mitochondries sont des petites structures situées à l'intérieur des cellules et dont le rôle est de produire de l'énergie sous forme de molécules énergétiques appelées ATP (adénosine triphosphate). Cette énergie est utilisée par les cellules pour fonctionner, se réparer et s'entretenir. Par certains côtés, les mitochondries sont comparables au moteur d'une voiture : une cellule ne peut pas fonctionner sans mitochondrie comme une voiture ne le peut sans moteur.

Quand les mitochondries vieillissent, elles produisent de plus en plus de radicaux libres oxygénés qui endommagent tous les constituants cellulaires, mais également les mitochondries elles-mêmes. Résultat : elles produisent de moins en moins d'énergie et l'organisme perd sa capacité à rester jeune et en bonne santé.

Des travaux menés sur des animaux ont montré que l'administration de mélatonine sur une longue durée réduit les détériorations oxydatives liées au vieillissement des mitochondries.

Ces effets bénéfiques pourraient expliquer un grand nombre des propriétés protectrices de la mélatonine, notamment celles contre le vieillissement, la maladie de Parkinson, la maladie d'Alzheimer, l'épilepsie, les infections, etc. En effet, ces processus et maladies ont en commun l'existence de lésions mitochondriales dues au stress oxydant et à ses conséquences néfastes sur l'efficacité des mitochondries et la production d'ATP.

Les effets antioxydants de la mélatonine s'exercent donc de plusieurs manières : par la neutralisation de toute une variété de radicaux libres dérivés de l'oxygène et de l'azote, par la stimulation des enzymes antioxydantes naturelles et par l'amélioration du fonctionnement des mitochondries (avec pour conséquences une moindre production de radicaux libres et une meilleure synthèse d'énergie sous forme d'ATP). Par ces actions, la mélatonine préserve l'intégrité des mitochondries et aide à maintenir les fonctions cellulaires et la survie.

Elle protège et renforce le système immunitaire

La capacité de la mélatonine à protéger et à renforcer le système immunitaire, notamment dans les organismes vieillissants, a été démontrée sur des cultures cellulaires et des modèles animaux.

Le Dr Georges Maestroni, directeur du Centre de pathologie expérimentale de Locarno, en Suisse, s'est intéressé dès 1977 aux effets bénéfiques de la mélatonine sur les mécanismes de défense immunitaire. Après plusieurs années de théorisation et d'études préliminaires, il a essayé de les mettre en évidence sur des rongeurs.

Il a injecté à des souris en bonne santé soit de la mélatonine, soit une solution saline inactive (groupe témoin). Le lendemain, toutes les souris ont reçu des cellules de mouton que leur système immunitaire devait identifier comme des corps étrangers à combattre. Six jours plus tard, les scientifiques ont dénombré les cellules activées de chaque animal et ont découvert que les souris traitées par la mélatonine avaient 133 % de cellules immunitaires activées en plus par rapport aux souris témoins qui avaient reçu la solution saline.

Par la suite, le chercheur a démontré à travers d'autres expériences sur des animaux que la mélatonine avait de multiples vertus comme permettre aux souris de lutter contre un virus mortel, neutraliser les effets toxiques de la chimiothérapie ou prévenir le diabète de type 1.

La mélatonine pourrait également être utilisée pour stimuler la réponse immunitaire au cours des infections bactériennes et virales, agissant ainsi comme un agent protecteur de l'organisme.

Elle a une activité anti-inflammatoire

Même si dans certaines circonstances particulières la mélatonine peut favoriser l'inflammation et la rendre néfaste en cas de maladie auto-immune, elle a globalement de puissants effets anti-inflammatoires. Ceux-ci sont comparables à ceux de médicaments anti-inflammatoires non stéroïdiens (AINS) couramment utilisés tel l'ibuprofène. Comme les AINS, la mélatonine inhibe une enzyme appelée cyclo-oxygénase-2 (COX-2) qui intervient dans la production des substances chimiques inflammatoires de l'organisme. À la différence de ces médicaments, la mélatonine a beaucoup moins d'effets secondaires car elle n'inhibe pas l'enzyme COX-1 qui aide à protéger la paroi de l'estomac. De plus, dans les modèles animaux, la mélatonine non seulement réduit la perception de la douleur, mais augmente également les effets analgésiques des AINS.

Cependant les résultats des études sur l'homme sont contradictoires et davantage d'essais bien conçus sont nécessaires pour qu'une conclusion puisse réellement en être tirée.

Elle exerce des effets bénéfiques sur d'autres hormones

Plusieurs études ont mis en évidence que lorsque l'on administre à des personnes de la mélatonine, le soir, leur taux d'hormone de croissance augmente légèrement. Ceci est intéressant car on sait que l'injection d'hormone de croissance chez les personnes âgées stimule la croissance musculaire et osseuse, réduit les graisses dans l'organisme, renforce le système immunitaire et procure un sentiment de bien-être général.

Il est également possible que la mélatonine augmente la production de testostérone dont on sait que la diminution entraîne une baisse de la libido et de l'énergie et une fonte musculaire

Elle a une action anticancer

La mélatonine a montré une inhibition directe de la croissance de cellules cancéreuses sur des lignées cellulaires MCF-7 de cancer du sein humain et sur des modèles animaux. On a montré qu'elle inhibe la division cellulaire mitotique au cours de la métaphase (phase du cycle de division cellulaire), aide la différenciation cellulaire dans les cellules cancéreuses et diminue l'activité métastasique de certaines cellules cancéreuses à travers des modifications de la surface des cellules d'adhérence et de la communication intercellulaire. La mélatonine induit directement la destruction (appelée apoptose) de certaines cellules cancéreuses.

CHAPITRE 4

SYNTHÈSE ET SÉCRÉTION

Chez les vertébrés, et en particulier chez l'homme, la mélatonine est principalement synthétisée au cours de la nuit dans les pinéalocytes (les cellules de la glande pinéale), quelle que soit leur activité nocturne ou diurne, qu'ils dorment ou s'adonnent à une activité physique quelconque (voir schéma page 27). La synthèse se produit en quatre étapes :

- Le précurseur de la mélatonine, le tryptophane, un acide aminé présent dans la circulation sanguine, est absorbé par les pinéalocytes et converti par une enzyme en 5-hydroxytryptophane.
- Ce dernier est décarboxylé par une autre enzyme pour former la sérotonine ou 5-hydroxytryptamine[1].
- Une troisième enzyme intervient dans une opération d'acétylation pour donner la N-acétylsérotonine[2].
- La N-acétylsérotonine est méthylée pour donner finalement la mélatonine[3].

---

1 La décarboxylation est une réaction chimique au cours de laquelle une molécule de dioxyde de carbone (CO_2) est éliminée d'une molécule organique portant un groupement carboxyle (COOH).
2 Introduction d'un groupe acétyle ($-CO-CH_3$).
3 Attache ou substitution d'un groupe méthyle (CH_3)

Schéma de la synthèse de la mélatonine

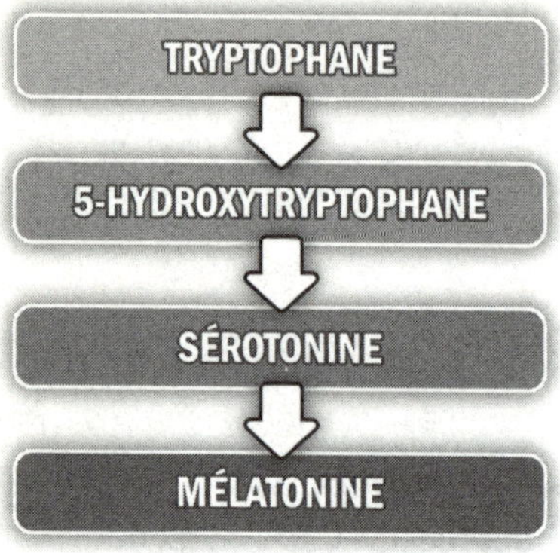

La présence de **sérotonine** en quantité suffisante est indispensable pour que la production de mélatonine se fasse dans de bonnes conditions. Une déficience en **vitamine B6** peut également inhiber la synthèse de sérotonine et, par suite, la conversion de la sérotonine en mélatonine.

Une fois synthétisée, la mélatonine n'est pas stockée dans les pinéalocytes mais rapidement libérée dans le sang où elle circule. Plus la glande pinéale synthétise de la mélatonine, plus la concentration dans le sang est importante. Cela signifie que la concentration sanguine reflète fidèlement la sécrétion pinéale. Une fois dans sang, la mélatonine va agir au niveau de différents organes puis elle sera rapidement métabolisée par le foie sous la forme d'une molécule appelée **6-hydroxymélatonine** qui est excrétée dans les urines. La concentration dans les urines de la 6-hydroxymélatonine est le miroir de la concentration plasmatique de mélatonine. Nous verrons plus tard qu'un simple dosage urinaire permet de savoir si vous produisez ou non suffisamment de mélatonine.

UNE PLUS FAIBLE SÉCRÉTION DE MÉLATONINE LES NUITS DE PLEINE LUNE

Une équipe de chercheurs suisses a démontré que les cycles de la lune influent sur la qualité du sommeil et le délai d'endormissement. Elle a analysé de façon rétrospective l'influence des rythmes lunaires sur un groupe de 33 volontaires en bonne santé. Les chercheurs ont découvert que, les nuits de pleine lune, la sécrétion de mélatonine était plus basse que les autres nuits, la durée du sommeil était réduite de 20 minutes, le délai d'endormissement augmenté de 5 minutes et l'activité des ondes lentes delta (apparaissant à l'électroencéphalogramme et indiquant les périodes de sommeil profond) était abaissée de 30 %.

La sécrétion de mélatonine varie d'un individu à l'autre

La mélatonine est sécrétée à des doses très faibles que l'on mesure en picogrammes (c'est-à-dire en billionièmes de grammes, soit10^{-12} g) avec des techniques de dosage très fines comme le dosage radio-immunologique. L'amplitude de la sécrétion nocturne de mélatonine semble être déterminée génétiquement et elle diffère donc d'un individu à l'autre. Chez certaines personnes considérées comme « fortement sécrétrices », le pic nocturne de mélatonine peut atteindre 54 à 75 pg par ml alors qu'il ne sera que de 18 à 40 pg par ml chez des sujets « faiblement sécréteurs ». Chez certains individus (5 %), la sécrétion de mélatonine peut être très discrète voire, dans des cas exceptionnels, absente mais sans conséquences évidentes sur la qualité du sommeil ou la capacité d'adaptation à une perturbation des rythmes.

Au moins quatre études ont montré que les femmes secrètent entre 20 et 30 % de mélatonine en plus par rapport aux hommes. On pourrait donc supposer que l'espérance de vie des femmes supérieure à celle des hommes est en partie liée à une concentration plus élevée de mélatonine.

Chez des aveugles ne percevant pas du tout la lumière, le rythme de la mélatonine est en libre cours sur une période légèrement supérieure à 24 heures. Mais, dans quelques cas, l'effet inhibiteur de la lumière existe malgré tout.

La sécrétion de mélatonine est influencée par les lumières artificielles

L'EFFET INHIBITEUR OU SYNCHRONISATEUR DE LA LUMIÈRE

Lorsque l'on administre un éclairement suffisant et prolongé à un horaire optimal (2 500 lux entre 2 et 4 heures du matin par exemple), il est possible d'inhiber la sécrétion de mélatonine. La lumière bleue est la plus efficace alors que la lumière rouge est sans effet.

L'effet de la lumière artificielle est « dose-dépendant » (plus la lumière est forte, plus l'effet est grand) et reste perceptible même avec une intensité d'éclairage faible, par exemple du niveau de celle d'un éclairage domestique (environ 200 lux), si la source est proche. Lorsque l'éclairement est administré plusieurs nuits de suite, la sécrétion de mélatonine échappe à cet effet inhibiteur et se décale progressivement vers le matin (on parle de **retard de phase**). Il est cependant difficile d'étudier l'impact de l'éclairage sur le sommeil de l'homme puisque l'administration de lumière nécessite de réveiller le sujet.

La lumière peut également exercer un effet synchronisateur sur la sécrétion : un éclairement de 3 000 lux entre 6 et 9 heures du matin entraîne une **avance de phase** donc une sécrétion qui survient plus tôt dans la nuit. À l'inverse, un retard de phase est observé en cas d'administration vespérale. Une avance de phase modifie les horaires du sommeil : on se couche et se réveille plus tôt. À l'opposé, un retard de phase pourra créer des difficultés d'endormissement, une envie de dormir plus tardive et un éveil difficile.

Cet effet synchronisateur de la lumière peut être renforcé par l'administration de lumière artificielle. L'administration simultanée de plages lumineuses le soir et le matin peut conduire à un rétrécissement de la période de sécrétion de mélatonine.

LA LUMIÈRE DES ÉCRANS

Selon des chercheurs américains, la lumière bleue émise par les écrans des tablettes électroniques et autres écrans tactiles perturberait la production de mélatonine. Pour arriver à cette conclusion, les chercheurs ont analysé les taux de l'hormone du sommeil chez 13 personnes, principalement des adolescents, après qu'ils eurent utilisé leur tablette pour regarder un film, lire ou jouer à des jeux vidéo. Après seulement 2 heures d'exposition au rétro-éclairage de la tablette, 22 % de leur mélatonine avaient disparu avec pour conséquences un retard de l'endormissement et des troubles du sommeil.

L'ÉCLAIRAGE ÉLECTRIQUE

L'utilisation ou plutôt la mauvaise utilisation de la lumière artificielle la nuit, pourrait être à l'origine de déficiences en mélatonine. Idéalement, nous devrions suivre le rythme circadien de la nature, obéir à son signal en allant dormir lorsque la nuit tombe et avoir ainsi une bonne nuit de sommeil réparatrice. Mais lorsque la nuit tombe, nous allumons la lumière, supprimant ainsi le signal de la mélatonine et interférant avec le rythme circadien que des millions d'années d'évolution ont programmé pour nous. Nous poursuivons nos activités, continuons à travailler sur notre ordinateur, sortons, regardons la télévision… Certains commencent leur journée de travail au moment où ils devraient se coucher et sont exposés toute la nuit à une forte lumière artificielle.

Un grand nombre de personnes travaillent la nuit et sont exposées à la lumière artificielle. Conséquence : les hommes ont considérablement réduit la quantité de mélatonine qu'ils sont capables de produire et sévèrement perturbé leur horloge biologique qui, au cours de l'évolution, était exclusivement synchronisée par le lever et le coucher du soleil. L'utilisation excessive de la lumière artificielle la nuit, parfois taxée de pollution lumineuse, pourrait rendre les hommes relativement déficients en mélatonine.

À RETENIR

- La mélatonine est synthétisée la nuit à partir du tryptophane.
- Sa sécrétion varie d'un individu à l'autre et est déterminée génétiquement.
- La lumière, naturelle ou artificielle, inhibe la sécrétion de la mélatonine.

CHAPITRE 5

LES CAUSES DES DÉFICIENCES

CHEZ LE FŒTUS, LA GLANDE PINÉALE SYNTHÉTISE la mélatonine à partir de la 26e semaine de gestation. La sécrétion se fait en quantité 10 fois moindre que chez l'enfant et ne montre pas de différence jour/nuit. Ensuite, pendant les trois premiers mois de la vie extra-utérine, la glande secrète activement de la mélatonine mais ne répond pas aux changements de lumière et le rythme du nourrisson n'est pas un rythme circadien mais ultradien (fréquence pluriquotidienne). La sécrétion rythmique de la mélatonine n'apparaît que vers l'âge de 3 mois.

Pendant la petite enfance, les taux de mélatonine plasmatique augmentent et atteignent un pic à l'âge de trois ou cinq ans. Ils diminuent ensuite progressivement pour atteindre un niveau minimal autour de la puberté. Le pic moyen de mélatonine est de 153,6 pg/ml avant la puberté et de 116,6 pg/ml à la puberté.

Des études suggèrent que les taux de mélatonine et la maturité sexuelle sont étroitement liés et des taux de mélatonine plus élevés sont observés en cas de puberté retardée. À l'inverse, un déclin précoce des concentrations de mélatonine pourrait activer les centres de régulation hormonale (l'axe hypothalamo-gonadique), conduisant chez l'être humain à une puberté précoce. Le fait que de jeunes garçons avec des tumeurs de la glande pinéale montrent une puberté précoce est une indication de l'implication de la mélatonine et de la glande pinéale dans le processus de maturation sexuelle.

Une production qui diminue avec l'âge

Après la puberté, la sécrétion reste stable jusqu'à l'âge de 40 ans puis diminue progressivement pour atteindre, autour de 70 ans, des niveaux similaires aux concentrations diurnes, c'est-à-dire un tiers ou un sixième de celui de la nuit d'un jeune adulte.

Il semble exister de grandes différences entre les individus vieillissants. On peut dire que, généralement, avec le passage des années, le pic nocturne de sécrétion de la mélatonine diminue. Chez certaines personnes âgées, il est à peine plus élevé que la sécrétion diurne tandis que chez d'autres, on observe simplement une réduction modérée de la sécrétion nocturne. Chez d'autres encore, une forte réduction de la sécrétion nocturne s'accompagne souvent d'une diminution des niveaux diurnes.

Cette baisse de sécrétion de la mélatonine expliquerait pourquoi les troubles du sommeil sont souvent plus fréquents chez les personnes âgées.

Un grand nombre d'études indiquent que la sécrétion endogène de mélatonine diminue avec l'âge. Cependant, cette baisse de sécrétion pourrait être, au moins en partie, liée au fait que les personnes âgées suivent souvent des traitements comportant des médicaments comme les anti-inflammatoires non stéroïdiens (AINS), les bêtabloquants ou l'aspirine, susceptibles d'abaisser les taux de mélatonine.

Une sécrétion de plus en plus tardive le soir et de moins en moins intense

Le pic nocturne plasmatique de mélatonine est souvent en avance de phase chez les personnes âgées par rapport aux personnes jeunes : il commence à s'élever plus tard dans la soirée, atteint un sommet plus lentement, est moins intense et, en fin de nuit, s'arrête plus tôt. Ce déclin de la puissance totale et du rythme de sécrétion de la mélatonine est un contributeur majeur aux perturbations des habitudes de sommeil que l'on retrouve chez les personnes âgées.

Des études conduites chez les mammifères, y compris chez l'homme, ont démontré qu'avec l'âge apparaissent des perturbations rythmiques, révélatrices d'une possible désynchronisation interne susceptible d'altérer la survie.

Parmi les nombreuses théories sur le vieillissement, il a été suggéré que le déclin des performances physiologiques et comportementales ainsi que l'apparition de certaines maladies seraient en partie le résultat d'une désynchronisation des rythmes biologiques.

Les facteurs qui aggravent la baisse de sécrétion de la mélatonine

On a vu que la sécrétion de mélatonine avait tendance à diminuer avec l'âge. Mais il existe aussi des situations qui peuvent aggraver cette baisse. C'est le cas de :

- la **détérioration progressive du système nerveux central ou de la transmission neuronale à la glande pinéale** qui peut être provoquée soit par le vieillissement, soit par une malformation neuronale congénitale (hamartome hypothalamique) pouvant être responsable d'une puberté précoce, soit par une malformation de la région de l'hypophyse apparue avant la naissance (craniopharyngiome) ;
- la **maladie d'Alzheimer** et les autres types de démence sénile ;
- la **calcification de la glande pinéale** liée également au vieillissement. Cette calcification aurait un impact significatif sur le fonctionnement de la glande et donc sur les taux de mélatonine qu'elle sécrète (lire encadré page suivante). Comme la plupart des tissus de l'organisme fortement irrigués par le sang et avec une activité métabolique élevée, la glande pinéale accumule en effet du calcium avec les années et donc, se calcifie.

Les autres facteurs de déficience

En dehors du vieillissement et des maladies neurodégénératives, plusieurs facteurs ont été solidement reliés à des modifications des niveaux de sécrétion de la mélatonine :

PLUS DE FATIGUE QUAND LA GLANDE PINÉALE SE CALCIFIE

Des psychiatres allemands ont constaté que les personnes présentant un niveau important de calcification de leur glande pinéale avaient quatre fois plus de risque de ressentir de la fatigue pendant la journée et près de deux fois plus de risque d'avoir des troubles du sommeil que ceux ayant une glande pinéale normale. La calcification progressive de la glande pinéale entraîne une réduction du nombre des pinéalocytes et une baisse de production de la mélatonine. Le degré de calcification de la glande pinéale semble directement lié à la diminution de la capacité individuelle à produire de la mélatonine et probablement à une instabilité des rythmes circadiens vitaux.

- la perturbation des cycles jour/nuit par le travail de nuit, un voyage transatlantique (lire page 93), ou encore le passage de l'heure d'hiver à l'heure d'été (lire page 22) ;
- le surpoids ;
- certaines habitudes alimentaires (lire page 65) ;
- la prise de certains médicaments et, notamment, les bêtabloquants, l'aspirine, les AINS.

Il existe aussi des situations où l'on trouve des anomalies de sécrétion de la mélatonine mais elles sont plus rares : chez les aveugles, chez les personnes souffrant d'insomnies par retard de phase (difficultés d'endormissement et réveil tardif le matin, chez les adolescents surtout) ou d'insomnies par avance de phase (coucher tôt et lever à 3 heures du matin, chez les personnes âgées), chez celles qui ont un syndrome de Smith-Magenis (inversion des rythmes veille/sommeil), en cas de tumeur de l'hypothalamus, de puberté précoce ou de dépression chez l'enfant.

Nous verrons dans la partie suivante comment savoir si l'on manque de mélatonine.

RÉGULATION DU RYTHME CIRCADIEN CHEZ LES AVEUGLES

La cécité congénitale ou acquise entraîne des anomalies des rythmes circadiens. Certains aveugles ont une sécrétion de mélatonine indépendante de la lumière, en libre cours, mais ils maintiennent une organisation jour/nuit sur 24 heures par l'intermédiaire d'autres « donneurs de temps ». Lorsque la sécrétion de mélatonine est synchronisée avec l'environnement, ils dorment bien et se sentent bien. D'autres aveugles ont un rythme normal de sécrétion de mélatonine et sont sensibles à la stimulation lumineuse intense, confirmant que les fibres nerveuses du tractus rétino-hypothalamiques qui transmettent l'information lumineuse depuis la rétine vers les noyaux suprachiasmatiques sont indépendantes des voies optiques.

PARTIE 2

EN PRATIQUE

COMMENT SAVOIR SI ON MANQUE DE MÉLATONINE

Des troubles du sommeil, des tensions musculaires excessives ou des perturbations du rythme circadien (sensation de fatigue, de mal dormir, ralentissement du rythme cardiaque [bradycardie]...) peuvent être les signes d'une déficience en mélatonine. Ces symptômes peuvent s'accompagner de manifestations de fatigue (yeux fatigués, cernés, traits tirés...), d'une baisse des performances de travail, de nervosité ainsi que d'hypertension. Vous trouverez à la page suivante un test qui vous aidera à savoir si vous manquez de mélatonine. Répondez aux questions et calculez le nombre total de vos points.

Analyse des résultats :

- **Jusqu'à 10 points** : votre taux de mélatonine est dans la norme.
- **De 11 à 20 points** : il est possible que vous ayez une carence en mélatonine.
- **Plus de 20 points** : vous avez probablement une carence en mélatonine. Parlez-en à votre médecin.

Test : manquez-vous de mélatonine[1] ?

	Jamais	Parfois	Modérément	Souvent	Toujours
Je parais plus âgé(e) que je ne le suis en réalité	0	1	2	3	4
J'ai du mal à m'endormir le soir	0	1	2	3	4
Je me réveille souvent la nuit…	0	1	2	3	4
… et je n'arrive plus à me rendormir	0	1	2	3	4
J'ai souvent des pensées négatives quand j'essaye de m'endormir	0	1	2	3	4
La nuit, mes pieds sont trop chauds	0	1	2	3	4
Quand je me lève le matin, je suis fatigué(e)	0	1	2	3	4
J'ai l'impression de vivre de manière décalée : je me couche tard et me lève tard	0	1	2	3	4
Quand je voyage, j'ai du mal à m'adapter au décalage horaire	0	1	2	3	4
Je fume, je bois du café et/ou je prends des bêtabloquants ou des somnifères	0	1	2	3	4
Résultats					
TOTAL GÉNÉRAL					

1 Test élaboré par le Dr Thierry Hertoghe, spécialiste des hormones et du vieillissement (http://www.hertoghe.eu/patients/index.php).

Faites doser votre niveau de mélatonine

La façon la plus simple de savoir si on est ou non déficient en mélatonine est de faire évaluer son niveau par un laboratoire d'analyses biologiques, sur les **urines de 24 heures** en mesurant l'un de ses principaux métabolites, le 6-sulfatoxy-mélatonine. On considère généralement qu'il y a une déficience lorsque cette mesure se situe entre 0 et 35 µg/jour, la valeur optimale se situant au-dessus de 40 µg/jour.

Il ne faut cependant pas oublier, en regardant ces résultats d'analyse, que la sécrétion de mélatonine est très variable d'un individu à l'autre de même que son niveau optimal. L'avis d'un médecin expérimenté peut être utile pour interpréter les résultats et il est donc important de croiser symptômes et taux de mélatonine.

Ces analyses sont par ailleurs et même surtout utiles pour vérifier les résultats d'une supplémentation ou pour en ajuster la dose.

Il est également possible de doser la **mélatonine dans la salive**. Cette méthode nécessite de se réveiller au moins une fois pendant la nuit, vers 3 heures du matin. À l'hôpital, les prélèvements sont généralement faits toutes les heures au cours de la nuit. Les taux de mélatonine salivaires s'élèvent au maximum à 30 % des taux plasmatiques. La valeur optimale dans ce cas étant de 6 pg/ml lorsque le prélèvement est fait à 7 heures du matin et de 39 ±6 pg/ml lorsqu'il est fait entre 2 et 3 heures du matin.

	Mélatonine plasmatique	**6-sulfatoxymélatonine urinaire sur 24 heures**
Optimal	100 pg/ml	Supérieure à 40 µg
Déficience faible	Moins de 80 pg/ml	Moins de 25 µg
Déficience modérée	Moins de 65 pg/ml	Moins de 18 µg
Déficience sévère	Moins de 30 pg/ml	Moins de 10 µg

Le dosage de la mélatonine sur des échantillons sanguins prélevés toutes les heures pendant la nuit est la méthode la plus précise. Il se fait généralement à l'hôpital et peut alors être couplé à un enregistrement de l'activité électrique du cerveau qui permet, en plus, de saisir avec précision le rythme de sécrétion.

CHAPITRE 2

AMÉLIORER VOTRE TAUX DE MÉLATONINE PAR QUELQUES MESURES SIMPLES

NOUS AVONS VU DANS LA PARTIE PRÉCÉDENTE QUE la mélatonine jouait un rôle fondamental dans de nombreux processus physiologiques : lutte contre le stress oxydant, stimulation du système immunitaire, entretien des mitochondries, effet anticancer, etc. Il est donc important de tout faire pour favoriser une sécrétion optimale de mélatonine et, pour cela, il existe un certain nombre de petites mesures simples.

Au cours de la journée

- Augmentez la lumière matinale du jour pour accroître le contraste jour/nuit en ouvrant rapidement vos volets au réveil, en déjeunant dans les pièces les plus ensoleillées de la maison. Évitez autant que possible de porter des lunettes de soleil le matin pour exposer vos yeux à la lumière du soleil matinal.
- Passez du temps à l'extérieur pendant la partie de jour la plus lumineuse (entre 10 heures et 14 heures).

- Évitez de boire de l'alcool et des boissons riches en caféine (café, thé, sodas de type cola, Monster® ou Red Bull®) qui réduisent la production de mélatonine.
- Évitez de fumer.

Le soir

- Prenez le temps de vous détendre.
- Évitez les activités émotionnellement stressantes.

La nuit, dans la chambre

- Augmentez le contraste entre la lumière du jour et l'obscurité de la nuit en améliorant au maximum l'obscurité : fermez les volets, éteignez les lumières dans les couloirs proches de la chambre à coucher, neutralisez les lumières provenant d'un réveil digital ou celles des fenêtres, etc.
- Utilisez un masque pour les yeux.

CHAPITRE 3

AMÉLIORE VOTRE TAUX DE MÉLATONINE PAR L'ALIMENTATION

POUR CELA, IL S'AGIRA DE CHOISIR LES BONS ALIMENTS. Certains sont riches en mélatonine et/ou en précurseurs de la mélatonine comme le tryptophane (lire page 43) mais sachez que l'alcool ou le café peuvent influencer la sécrétion de mélatonine et ses concentrations dans l'organisme. Toutefois il faut savoir que l'effet de l'alimentation n'est pas aussi important que celui du cycle lumière/obscurité.

Consommez des aliments riches en mélatonine et en ses précurseurs

On a détecté des quantités notables de mélatonine dans un certain nombre d'aliments : tomates, cerises, olives, orge, riz, noix, raisin.

Pour un même végétal, les concentrations en mélatonine diffèrent non seulement selon les espèces mais également selon les variétés. Ainsi, par exemple, pour le raisin, les variétés Nebbiolo et Croatina ont des niveaux très élevés de mélatonine : 0,8 à 0,9 ng/g alors que le Cabernet franc n'en contient que 0,005 ng/g. Dans un verre de vin, la concentration de mélatonine peut varier considérablement, de quelques picogrammes à plusieurs nanogrammes par millilitre. Cela peut également expliquer en partie les résultats divergents obtenus dans les études sur l'influence de la consommation de vin.

Teneurs en mélatonine de quelques aliments

Aliment	Teneur en mélatonine
Tomate	3 à 114 ng/g
Noix	3 à 4 ng/g
Céréales (riz, orge)	300 à 1 000 pg/g
Fraises	1 à 11 ng/g
Huile d'olive	53 à 119 mg/ml
Vin	50 à 230 pg/ml
Bière	52 à 170 pg/ml
Lait de vache (non transformé)	3 à 25 pg/ml
Lait de vache produit la nuit	10 à 40 ng/ml

La cerise Montmorency aussi appelée griotte, une variété de cerise acidulée, serait également une source de mélatonine. Des participants d'une étude ont consommé pendant 7 jours 30 ml de jus concentré de cerise ou un jus placebo. Les personnes qui ont bu du jus de cerise ont vu leur niveau de mélatonine augmenter de 15 % et ont dormi en moyenne 25 minutes de plus. Ils faisaient également moins de siestes dans la journée qu'avant l'étude et que les personnes recevant un placebo.

LE LAIT DE VACHE PRODUIT AU COURS DE LA NUIT CONTIENDRAIT PLUS DE MÉLATONINE

La mélatonine est un composant naturel du lait et sa concentration suit un rythme journalier avec une augmentation de sa concentration dans le lait produit par la vache au cours de la nuit. Les études sur l'influence du contenu en mélatonine du lait sont encore rares. Dans une étude en double aveugle menée chez des personnes âgées en maison de retraite, le lait commercial a été remplacé par du lait produit la nuit riche en mélatonine. Les quantités — 10 à 20 ng de mélatonine — réparties dans les différents repas étaient trop faibles pour qu'il soit possible de réellement interpréter leur signification physiologique. Cependant, l'activité matinale des sujets a été augmentée, indiquant l'existence d'une différence entre le lait classique du commerce et le lait produit pendant la nuit.

Veillez aux apports en vitamines B, zinc et acides gras

Les données concernant l'influence de certains nutriments sur la synthèse de la mélatonine sont très variables. Un certains nombre d'études, la plupart sur des animaux, tendent à prouver l'importance des vitamines B, du zinc et des acides gras polyinsaturés. Il est donc important de vérifier que vous en consommez suffisamment (voir tableau page suivante). Concernant les acides gras, l'alimentation moderne étant déjà riche en acides gras polyinsaturés de la famille des oméga-6, mieux vaut porter attention à vos apports en oméga-3.

Si vous consommez peu de sources de ces nutriments ou si vous pensez que vous êtes déficient en certains nutriments, vous pouvez aussi vous supplémenter.

Quelques aliments riches en vitamines B	Quelques aliments riches en zinc	Quelques aliments riches en acides gras oméga-3
Levure de bière Amandes, noisettes, noix… Abats Légumes secs (lentilles, haricots secs, pois chiches…) Fruits Produits laitiers	Huîtres Foie de veau Bœuf Crabe Langouste Germes de blé Légumes secs (lentilles, haricots secs, pois chiches…)	Huile de colza ou de noix Noix Maquereau Saumon Crevettes Sardines Mâche Œufs de la filière Bleu-Blanc-Cœur

Favorisez les aliments riches en tryptophane

Nous l'avons vu au début de cet ouvrage (voir page 44), la mélatonine est synthétisée à partir de la sérotonine qui, elle-même est produite une fois que le tryptophane, un acide aminé que l'on trouve dans des aliments, arrive dans le cerveau.

La synthèse de sérotonine dépend de la quantité de tryptophane qui pénètre dans le cerveau en traversant la barrière hémato-encéphalique. Le tryptophane est un des acides aminés (les « briques » qui constituent les protéines) les moins abondants dans l'alimentation. Il représente seulement 1 % des acides aminés présents dans les protéines. L'apport minimal nécessaire serait de l'ordre de 200 mg/jour dont seule une très faible partie est transformée en sérotonine. Les réserves de l'organisme en tryptophane, qui se situent dans le foie, sont très faibles. Cet apport quotidien suffit donc souvent à peine à couvrir nos besoins. De plus le tryptophane est fragile et **détruit par une cuisson trop prolongée** ou une chaleur trop intense.

La **consommation d'aliments riches en tryptophane doit de surcroît se faire entre 6 et 8 heures avant le coucher** pour que la digestion des protéines soit complète, que le tryptophane soit stocké dans le foie puis libéré progressivement dans la circulation sanguine.

Seul le tryptophane plasmatique libre, c'est-à-dire non lié à l'albumine, peut pénétrer dans le cerveau. Généralement, moins de 1 % du tryptophane ingéré avec les aliments parvient à traverser la barrière hémato-encéphalique et à pénétrer dans le cerveau. Pour passer cette barrière, les nutriments doivent être portés par des molécules de transport. Le tryptophane doit partager ce moyen de transport avec cinq autres acides aminés, la tyrosine, la phénylalanine, la valine, la leucine et l'isoleucine qui entrent donc en compétition avec lui à son désavantage pour pénétrer dans le cerveau. Ainsi, par exemple, un excès ou une insuffisance de tyrosine freinera le passage du tryptophane dans le cerveau.

Les concentrations des cinq acides aminés en compétition avec le tryptophane varient en fonction de la proportion de glucides et de protéines consommée. La consommation de sucre ou d'aliments sucrés augmente indirectement les concentrations de tryptophane dans le cerveau alors qu'un aliment très protéiné (qui, paradoxalement, contient davantage d'acides aminés y compris de tryptophane) diminuera probablement les concentrations cérébrales de tryptophane et, par suite, celles de sérotonine.

Il faut donc, comme proposé page 73, prendre au dîner, un repas à base de glucides qui favorisent l'entrée du tryptophane dans le cerveau.

Par ailleurs, l'organisme peut utiliser le tryptophane pour fabriquer différentes protéines. Chez des personnes ayant une consommation insuffisante de vitamine B3, le foie va en produire en utilisant du tryptophane (il faut 60 mg de tryptophane pour produire 1 à 2 mg de vitamine B3). Chez des sujets présentant un déficit même léger en vitamine B6 (qui participe à la formation de la vitamine B3 par le tryptophane), le tryptophane peut être rapidement dégradé en métabolites légèrement toxiques. À l'opposé, selon des études effectuées chez des rats, une dose importante de vitamine B6 pourrait empêcher la destruction du tryptophane dans le foie et favoriser son passage dans le cerveau.

On retrouve là encore l'importance d'un apport suffisant en vitamines B. Une supplémentation avec un mélange de vitamines B, de préférence sous forme coenzymée (en pharmacie ou dans le commerce ou sur Internet), peut donc être très utile. La forme coenzymée des vitamines B est celle que l'organisme utilise directement. La dose dépend de la formulation du complément alimentaire et devrait apporter deux à trois fois les apports quotidiens recommandés.

Quelques exemples de sources alimentaires de tryptophane

Sources alimentaires	Teneurs exprimées en mg / 100 g d'aliment
Morue déshydratée et salée	704
Viande	450 à 400 selon la viande, le morceau et le type de cuisson
Soja (isolat de protéines)	1 116
Graines de courges, de citrouille	569
Parmesan	518
Persil lyophilisé	516
Gruyère	421
Lait en poudre écrémé	495

Pour vos repas, choisissez les bonnes associations[1]

PETIT DÉJEUNER « REMISE EN FORME »

- 1 thé ou une infusion (sans sucre ajouté).
- 1 fruit de saison entier ou quelques fraises, lorsque c'est la saison, ou un jus de légumes.

1 Menu élaboré par Angélique Houlbert, diététicienne-nutritionniste.

- 1 bol de muesli ou de flocons d'avoine sans sucre ajouté ou 2 à 3 tranches de pain au levain (multicéréales ou complet, ou seigle…) ou de biscottes de seigle.
- 1 source de protéines végétales : yaourt soja nature, boisson végétale (type boisson de soja), 1 poignée d'oléagineux (amandes, noix, noisettes, noix du brésil, etc.) ou 1 source de protéines animales : 1 portion de fromage, de viande rouge (viande des grisons) ou blanche (tranche de blanc de poulet, de dinde, de jambon, de bacon, etc.), poisson (saumon ou truite fumés), œufs de poule ou de caille (sur le plat, à la coque, brouillés ou en omelette), lait de vache ou de chèvre, yaourt de vache, de chèvre ou de brebis, fromage blanc ou petit suisse.

DÉJEUNER

- 1 source de protéines animales qui va apporter du tryptophane (cabillaud, rôti de veau, foie, saumon, blanc de dinde…) : environ 100-150 g.
- ½ assiette de légumes variés : choux, carottes, épinards, tomates riches en mélatonine.
- ¼ d'assiette (ou 2-3 cuillères à soupe) d'aliments glucidiquesà index glycémique (IG) bas, c'est-à-dire ne perturbant pas trop la glycémie : riz basmati complet, pâtes complètes, lentilles, haricots secs, etc.
- 1 petit bol de salade (verte, mâche…) + tomates avec une vinaigrette à base d'huile d'olive et de colza (ou de noix) + persil (riche en mélatonine).

- 1 yaourt (de vache ou de soja) avec 1 cuillère à café de son de blé bio (riche en vitamine B6).
- 1 fruit frais (ou quelques fraises ou cerises en saison).

GOÛTER

- 1 infusion sans sucre ajouté.
- 1 poignée d'un mélange de fruits secs (pruneaux car riche en vitamine B6, abricots secs, figues…) + oléagineux (pistaches – riches en vitamine B6 –, graines de courge – riches en tryptophane –, amandes, noisettes, noix diverses – riches en mélatonine).
- 1 carré de chocolat noir 70 % minimum.

DÎNER

Il apportera de la vitamine B6 et du tryptophane et sera à base de glucides pour favoriser l'entrée de celui-ci dans le cerveau.

- Selon la saison : 1 salade de crudités (avec des cœurs de palmiers riches en vitamine B6 et des tomates riches en mélatonine) avec une vinaigrette à base d'huile de colza ou une assiette de légumes vapeur, avec 1 cuillère à soupe de son de blé (riche en vitamine B6).
- 1 petite portion de thon (tryptophane) ou de cabillaud (riche en vitamine B6 et en tryptophane).
- 2 à 3 cuillères à soupe d'un mélange de céréales cuites (riz semi-complet ou basmati, pâtes cuites al dente, quinoa, etc.) et de légumineuses (lentilles, haricots rouges, haricots blancs, pois chiches, pois cassés, etc.).

- 1 portion de 30 g de fromages riches en tryptophane (gruyère, chèvre, emmental, edam, gouda).
- 1 salade de fruits frais maison sans sucre ajouté (avec, en saison, fraises et cerises griottes riches en mélatonine).
- 1 infusion de tilleul avec 1 carré de chocolat noir 70 % minimum.

Évitez de jeûner

Plusieurs études portant sur des volontaires suivant une période de jeûne ont mis en évidence que l'alimentation influence la sécrétion de mélatonine. Les études sur l'homme sont cependant peu nombreuses.

Un jeûne volontaire de courte durée avec une élimination totale de l'alimentation ou la prise de moins de 350 kcal par jour pendant 2 à 7 jours a réduit les concentrations sanguines de mélatonine d'environ 20 %. Cependant, aucune modification n'a été observée dans les métabolites de mélatonine excrétés dans les urines. Une supplémentation en glucose pendant ce jeûne volontaire a fait revenir les concentrations abaissées de mélatonine à la normale, laissant supposer que les cellules produisant la mélatonine dans la glande pinéale ont besoin d'une quantité minimale de glucose pour fonctionner normalement.

Évitez de consommer de l'alcool

Les études concernant l'influence de la consommation d'alcool sur les niveaux de mélatonine donnent des résultats très contradictoires. L'absorption aiguë ou chronique d'alcool à un niveau correspondant à celle d'un « buveur mondain » (10 à 100 g d'éthanol par jour), dans trois petites études, réduit les niveaux de mélatonine dans le sang et la salive mais une quatrième n'arrive pas à la même conclusion.

L'une des raisons de cette ambigüité pourrait être liée au fait que la quantité d'éthanol n'est pas le seul facteur à entrer en compte. Le vin et la bière contiennent en effet de la mélatonine, ce qui pourrait augmenter ses niveaux détectables dans l'organisme. Plus le degré d'alcool est élevé, plus le contenu en mélatonine de la bière est important. Ainsi, 45 minutes après l'absorption de 330 ml pour les femmes et de 660 ml pour les hommes, d'une bière forte contenant 7,5 % d'alcool (correspondant à des doses de 24 et 48 g d'éthanol), le niveau de mélatonine a été significativement élevé en raison notamment de la présence de mélatonine dans la bière.

Lorsqu'on utilise de l'éthanol pur, au contraire, la concentration de mélatonine dans le sang baisse. Ainsi l'administration entre 19 heures et 19 h 45 d'éthanol a diminué de façon dose-dépendante la sécrétion de mélatonine pendant la première partie de la nuit. La raison de cet effet n'est pas encore clairement élucidée. Cependant une explication pourrait se trouver dans le fait que l'éthanol a la propriété de diminuer les niveaux de glucose dans le sang et qu'une petite quantité de glucose est indispensable à la synthèse de la mélatonine. Un niveau insuffisant de glucose dans les cellules de la glande pinéale produisant la mélatonine pourrait expliquer cette diminution.

Dans le doute, mieux vaut s'abstenir de boire de l'alcool, surtout le soir.

Préférez le café décaféiné

Les grains de café contiennent des concentrations élevées de mélatonine. Une tasse de café pourrait ainsi contenir environ 40 pg de mélatonine, ce qui correspond à la production nocturne de mélatonine de notre organisme. Mais elle contient aussi de la caféine qui pourrait réduire les niveaux de sécrétion nocturne de mélatonine. Les résultats des études cliniques concernant les effets de la caféine sur la sécrétion de mélatonine sont eux aussi contradictoires.

Dans deux études de courte durée, la prise d'une seule dose de 200 mg de caféine a diminué la sécrétion nocturne de mélatonine alors qu'une augmentation significative était observée dans une autre étude. Dans une autre encore, l'administration répétée à une semaine d'intervalle de 400 mg de caféine a montré une légère tendance à une réduction de 7 % des niveaux nocturnes de mélatonine chez des individus jeunes en bonne santé. Lorsque la caféine était administrée dans du café, une réduction de plus de 50 % a été observée dans l'excrétion nocturne des métabolites la mélatonine par rapport à la prise de café décaféiné.

La caféine a en fait à la fois des effets stimulants et inhibiteurs sur les niveaux de mélatonine. On ne sait pas encore clairement lequel des deux domine chez des personnes en bonne santé, les études ayant été essentiellement réalisées in vitro et sur des animaux. Donc, en cas de troubles du sommeil, mieux vaut privilégier le café décaféiné, dans l'attente d'études éclairant le rôle précis de la caféine sur la production de mélatonine.

CHAPITRE 4

AMÉLIORER VOTRE TAUX DE MÉLATONINE AVEC LES COMPLÉMENTS

CHAQUE INDIVIDU RÉAGIT DIFFÉREMMENT À LA prise de mélatonine en complément : en fonction de son taux de production interne, de son état de santé, du niveau de production de radicaux libres. Le choix de la forme et de la dose doit se faire en fonction de ces particularités et des besoins de chacun.

Par ailleurs, une supplémentation de longue durée doit impérativement se faire sous surveillance médicale.

Les différentes formes de mélatonine disponibles

En France, on trouve en pharmacie et en magasin diététique des compléments alimentaires contenant généralement des doses de 1, 2 ou 3 mg de mélatonine.

La mélatonine existe également en médicament. En 2007, le Circadin®, un médicament contenant dans chaque comprimé 2 mg de mélatonine à libération prolongée, a reçu une autorisation de mise sur le marché (AMM) avec comme indication thérapeutique : « Traitement à court terme de l'insomnie primaire caractérisée par un sommeil de mauvaise qualité chez des patients âgés de 55 ans et plus ».

Les sites Internet offrent un plus vaste éventail de formes galéniques et de doses. Dans ce circuit, on peut trouver des comprimés sublinguaux, de la mélatonine liquide ou sous forme de sprays qui ont une bien meilleure biodisponibilité et sont donc mieux absorbés permettant d'utiliser des doses plus faibles. L'éventail de ces doses est également beaucoup plus large, allant de 0,5 à 5, 10 voire 20 mg.

On peut également se procurer des compléments alimentaires associant d'autres substances à la mélatonine, comme la L-théanine ou des extraits de plantes apaisantes (comme la mélisse et le pavot) qui favorisent la relaxation et la détente. Ces associations ne sont intéressantes qu'en cas de troubles du sommeil liés à un stress passager (problème de travail, tensions au foyer, etc.).

Attention, cependant, aux compléments alimentaires annoncés « à la mélatonine ». Certains peuvent contenir un mélange varié d'extraits de plantes additionné ou non de vitamines, de minéraux ou d'acides aminés, avec ou sans mélatonine ou, encore, un extrait de Griffonia simplicifolia (riche en 5-HTP, le précurseur du tryptophane) et pas du tout de mélatonine. Surtout lorsqu'il s'agit de pallier une déficience, il faut vérifier que le produit contient bien de la mélatonine.

SE SUPPLÉMENTER EN TRYPTOPHANE POUR AMÉLIORER LA SÉCRÉTION NATURELLE DE MÉLATONINE

Lors de sa destruction dans le foie, le tryptophane est oxydé par la tryptophane-2,3-dioxygénase (TDO), une enzyme activée à la fois par les glucocorticoïdes et par de fortes doses de tryptophane lui-même. Or plus la TDO est activée, plus le tryptophane est détruit. L'activité de la TDO est également augmentée par le cortisol et la consommation d'éthanol.

C'est la raison pour laquelle il est préférable de prendre un supplément de tryptophane en doses réparties sur la journée plutôt qu'en une seule fois, pour ne pas activer l'enzyme de dégradation. Ceci permet de maintenir la synthèse de sérotonine dans le cerveau à un niveau maximal pendant 8 à 12 heures. Prendre trois doses par jour de 2 000 mg de tryptophane maintiendrait probablement l'enzyme tryptophane hydroxylase, impliquée dans la transformation du tryptophane en sérotonine, complètement saturée pendant une période d'au moins 24 heures permettant d'obtenir un taux optimal constant de sérotonine cérébrale.

Quelle forme choisir ?

La forme sera choisie en fonction de ce que vous attendez de la mélatonine.

Pour traiter une déficience, les comprimés sublinguaux ou

les gouttes de mélatonine liquide apparaissent comme les plus efficaces. Ils présentent en effet plusieurs avantages par rapports aux comprimés :

- Leur action est plus rapide (10 à 15 minutes) car la mélatonine est mieux absorbée par cette voie.
- Leur action est continue et plus fiable par rapport à la voie orale qui est plus irrégulière et facilement perturbée par des problèmes digestifs.
- La dose nécessaire est également beaucoup plus faible (un tiers à un cinquième) puisqu'elle est mieux absorbée par l'organisme.

La forme à libération prolongée est particulièrement efficace en cas de troubles du sommeil se manifestant par des éveils multiples au cours de la nuit (lire page 99).

Lorsque de la mélatonine est prise par voie orale, elle est rapidement absorbée et un pic est observé 60 à 150 minutes après ingestion au niveau du sang. Ce pic est 350 à 10 000 fois plus élevé que celui observé avec la sécrétion endogène de mélatonine. La biodisponibilité d'une dose orale de mélatonine est de 10 à 56 %. Cette mélatonine « exogène » est métabolisée et excrétée par les mêmes voies que la mélatonine endogène et sa demi-vie[1] est de 10 à 60 minutes selon le mode d'administration.

1 Temps mis par une substance pour perdre la moitié de son activité physiologique.

LA RÉGLEMENTATION

En 2012, les autorités sanitaires européennes ont estimé que les compléments de mélatonine pouvaient prétendre soulager les effets subjectifs du décalage horaire et réduire le temps nécessaire à l'endormissement, mais pas améliorer la qualité du sommeil ni aider à réguler les rythmes circadiens.

En France, la mélatonine semble être la vedette d'un film juridico-médiatique tant son statut réglementaire a subi de changements. À tel point que les professionnels ne savent plus vraiment ce qu'ils ont le droit de faire. Le dernier rebondissement remonte à la publication dans le journal officiel du 15 septembre 2015 d'un arrêté indiquant que, jusqu'à 1 mg par unité de prise, la mélatonine ne fait plus partie de la liste II des substances vénéneuses destinées à la médecine humaine (elle avait été classée sur cette liste par un précédent arrêté en date du 23 septembre 2011). Concrètement, l'application de ce décret pourrait signifier que la mélatonine bénéficie aujourd'hui d'un triple statut :

- Jusqu'à 1 mg, elle serait commercialisée librement,
- De 1 à 2 mg, elle serait vendue uniquement en pharmacie et sur ordonnance, qu'elle soit médicament ou complément alimentaire,
- Au delà de 2 mg, elle aurait le statut de médicament et serait vendue sur prescription médicale obligatoire.

Mais parions que ce feuilleton est loin d'être terminé car les industriels n'ont peut-être pas encore dit leur dernier mot !

À quel moment prendre la mélatonine ?

Selon l'heure de sa prise, la mélatonine aura un effet différent car elle influe sur la sécrétion endogène. Elle peut en modifier le rythme avec une avance de phase (on s'endort plus tôt) ou un retard de phase (on s'endort plus tard).

Lorsqu'elle est administrée l'après-midi ou en soirée, une avance de phase de l'hormone endogène est observée.

En fait, globalement, l'effet de la prise de mélatonine est à l'inverse de celui observé avec la lumière. Le retard de phase est cependant plus facilement obtenu par une exposition à la lumière le soir qu'avec la prise de mélatonine le matin tandis que l'avance de phase est obtenue plus facilement avec la prise de mélatonine le soir qu'avec la lumière le matin.

Il en est de même pour ses autres indications où, là aussi, selon le moment auquel elle est prise, elle aura une action et une efficacité différentes.

À quelle dose ?

La dose varie selon les individus en fonction du taux initial et d'absorption de chacun. En cas de déficience, il est donc préférable de commencer par de faibles doses : 0,3 à 0,5 mg par exemple. Puis d'augmenter de 0,1 à 0,5 mg par période de deux ou 3 jours jusqu'à trouver la dose qui convienne pour se sentir en forme durant la journée et avoir un sommeil de qualité. Chacun réagit différemment et a sa propre dose. Une surdose provoque des réveils en pleine nuit ou donne l'impression le matin d'être fatigué ou « groggy ».

Mais sur le point des doses, les avis divergent et ainsi pour le Dr Walter Pierpaoli, un chercheur américain spécialiste de la glande pinéale, le taux sanguin d'origine de la mélatonine pourrait être restauré avec :

- 1 à 2 mg entre 55 et 64 ans,
- 2,5 à 5 mg entre 65 et 74 ans,
- 3,5 à 5 mg au-delà.

Le Pr Richard Wurtman estime quant à lui qu'au-delà de 0,5 mg par jour, il existe un risque de voir les récepteurs de la mélatonine saturés et la supplémentation devenir inefficace.

La solution de commencer par de faibles doses semble donc raisonnable et doit permettre de trouver la dose efficace pour chacun. Vous pouvez aussi faire procéder à un dosage sur les urines de 24 heures pour faciliter l'ajustement de la dose (lire page 61).

Les signes d'une surdose

Une surdose de mélatonine peut se manifester fréquemment par un sommeil court mais profond de 3 ou 4 heures, suivi d'un réveil de bonne heure avec souvent de grandes difficultés à se rendormir. Au moment de se lever, le cœur bat souvent fortement et l'on transpire abondamment. On a l'impression au réveil, le matin, d'avoir la tête lourde. Plus rarement, il peut provoquer des rêves intenses avec des difficultés au réveil à distinguer la réalité du rêve ou un sommeil excessif de 9 à 11 heures avec des difficultés à se réveiller.

En cas de déficience en cortisol

Avant de prendre de la mélatonine, il est souvent utile de faire évaluer ses niveaux de cortisol.

Une supplémentation en mélatonine peut en effet entraîner des problèmes s'il y a une déficience préexistante en cortisol. Car la mélatonine inhibe l'activité du cortisol et abaisse encore plus son niveau, ce qui peut faire apparaître des effets indésirables comme des maux de tête, une faible pression sanguine, de la fatigue particulièrement en position debout.

La mélatonine, même à dose physiologique, pourrait diminuer davantage le cortisol chez des personnes dont ses niveaux sont limites ou trop faibles. Si les effets indésirables apparaissent, la dose de mélatonine doit être divisée par deux ou par quatre et si les symptômes de déficience en cortisol persistent, il faut essayer de la corriger. Si la déficience est importante il est indispensable d'en parler à son médecin et, dans ce cas, le traitement inclura des médicaments glucocorticoïdes comme l'hydrocortisone, la prednisone, la prednisolone ou la méthylprednisolone.

Des changements de style de vie peuvent stimuler les effets du cortisol produit par l'organisme ou apporté par un traitement médicamenteux.

Certains, comme l'exposition à la lumière du soleil ou à un éclairage artificiel lumineux, particulièrement le matin, rejoignent les recommandations permettant d'améliorer la sécrétion de mélatonine. Il faut également éviter de travailler dans une semi-obscurité dans la journée.

Concernant l'alimentation, il faut privilégier un régime de type paléolithique avec des fruits, des légumes, du poisson, des œufs, de la volaille. Il faut éviter l'alcool, le vinaigre, les boissons riches en caféine, le sucre, les sucreries, les sodas, le pain, les céréales, les pâtes et les céréales, le pain complet et les produits laitiers. Il faut faire de petits repas fréquents : à chaque repas, les niveaux sanguins de cortisol sont temporairement multipliés par trois. La consommation de graisses saturée est indispensable à la production de cortisol.

Le soir, il faut éviter les stress chroniques et, notamment, la pratique d'un exercice physique exténuant.

Les effets indésirables

Les effets indésirables de la mélatonine sont rares. Cependant, chez 1 à 10 personnes sur 1 000, on a pu observer des signes très divers tels que : irritabilité, nervosité, agitation, insomnie, rêves atypiques, anxiété, migraine, léthargie (manque d'énergie), vertiges, somnolence (endormissement), hypertension (pression sanguine élevée), douleurs abdominales (mal au ventre), dyspepsie (brûlures d'estomac), aphtes, sécheresse buccale, hyperbilirubinie (taux sanguin élevé de bilirubine, produit de la décomposition des globules rouges pouvant provoquer un jaunissement de la peau et des yeux), dermatite (inflammation de la peau), sueurs nocturnes, prurit (démangeaisons), éruptions cutanées, peau sèche, douleurs dans les extrémités (bras et jambes), symptômes de la ménopause, asthénie (faiblesse), douleurs dans la poitrine, glycosurie (sucre dans les urines), protéinurie (protéines dans les urines), tests anormaux de la fonction hépatique et prise de poids.

Dans quels cas faut-il éviter de prendre de la mélatonine ?

- Chez les femmes, en cas de souhait d'avoir un enfant, car elle semble avoir un effet perturbateur de l'ovulation.
- En cas d'hypertension — surtout si celle-ci est traitée par un médicament bloquant les canaux calciques — et d'épilepsie : la mélatonine doit être prise sous stricte surveillance médicale.
- En cas d'arthrite, de maladie auto-immune, d'asthme, de dépression saisonnière ou de grossesse.
- En cas de prise de warfarine (médicaments contre certains troubles cardiovasculaires), de somnifères ou d'autres substances sédatives, de corticostéroïdes ou d'antidépresseurs de la classe des IMAO (inhibiteurs de la monoamine oxydase).

La mélatonine peut provoquer une somnolence et doit être utilisée avec précaution, notamment chez les personnes devant conduire un véhicule ou utiliser une machine. Il est recommandé d'éviter de consommer de l'alcool avant, pendant et après la prise de mélatonine.

Attention : La prise de mélatonine au long cours ne doit pas se faire sans surveillance médicale.

PARTIE 3

UTILISER LA MÉLATONINE

CHAPITRE 1

CONTRE LE DÉCALAGE HORAIRE

Le décalage horaire ou jet-lag en anglais désigne un ensemble de troubles dus à la désynchronisation des horloges biologiques internes provoquée par un voyage en avion à travers au moins deux à trois fuseaux horaires.

Un tel décalage brutal entre les rythmes internes et le temps externe est un réel traumatisme pour l'organisme qui n'a pas été conçu pour y faire face. Notre biologie issue de millions d'années d'évolution n'a en effet pas prévu que la traversée de plusieurs fuseaux horaire puisse être aussi rapide, facile et habituelle. L'organisme oppose alors beaucoup d'inertie à la modification des signaux du temps externe (jour/nuit).

En cas de voyages traversant au moins quatre à cinq fuseaux horaires, le décalage horaire se traduit par des symptômes déplaisants, pouvant inclure insomnie, somnolence diurne, perturbation des performances mentales, irritabilité, humeur dépressive, vigilance diminuée, troubles gastro-intestinaux.

Ils peuvent durer jusqu'à 4 à 5 jours.

Le sens du voyage est important

L'organisme supporte mieux les voyages vers l'ouest que ceux vers l'est. Lorsque nous volons vers l'ouest (de Paris à Pointe-à-Pitre par exemple), le cerveau doit compenser une journée solaire rallongée de 6 heures. Pour cela, il lui faut retarder les horloges de la somnolence du soir jusqu'au nouveau rythme. Un jour par heure de décalage est souvent nécessaire pour que ses effets disparaissent soit au mieux 6 jours pour un voyage aux Antilles.

Vers l'est, comme par exemple un retour de vacances des Antilles, le cerveau perd 6 heures sur la journée. Il est plus difficile de raccourcir le rythme que de le rallonger. En cas de vol transméridien vers l'est de plus de 5 heures, une désynchronisation se produit :

- le cycle circadien se recadre en 2 jours,
- la température du corps en une semaine,
- la sécrétion de cortisol en 15 à 20 jours.

Des recherches suggèrent que l'environnement lui-même de l'avion pourrait également contribuer au décalage horaire. Une expérience a simulé la légère privation d'oxygène ou hypoxie qui se produit dans la cabine pressurisée d'un avion au cours d'un vol à une altitude de 8 000 à 12 000 pieds. Les chercheurs ont observé une diminution significative du pic nocturne de mélatonine, soutenant l'hypothèse que l'hypoxie[1] induite

1 Diminution de la quantité d'oxygène apportée par le sang aux tissus de l'organisme.

par l'atmosphère de la cabine contribuerait à la fatigue ressentie après un vol de longue durée ainsi qu'aux troubles cliniques du décalage horaire.

Comment combattre les effets du décalage horaire

AVANT DE PARTIR

- Dormez bien car un voyage débuté dans des conditions de sommeil insuffisant sera plus mal supporté. Faites une sieste l'après-midi avant le départ. Même si vous ne dormez pas, le fait de vous reposer au calme aura un effet bénéfique sur l'adaptation aux nouveaux fuseaux horaires.
- Évitez de consommer de l'alcool, il exerce un effet néfaste sur les cycles du sommeil et, notamment, sur la sécrétion de mélatonine.
- Alimentez-vous et buvez beaucoup d'eau, plus que d'habitude (la privation de sommeil déshydrate).
- Dans l'avion, évitez les repas copieux.

SI VOUS SÉJOURNEZ PLUSIEURS JOURS À VOTRE POINT DE DESTINATION

- Essayez de convaincre votre corps de rester éveillé et actif pendant les heures du jour sur place.
- Respectez le plus rapidement possible les rythmes de repas du nouveau fuseau horaire, en évitant par exemple de grignoter dès que vous avez faim.

SI VOTRE SÉJOUR DOIT ÊTRE BREF

- Il est préférable d'essayer de conserver le rythme de vie que vous aviez chez vous. Votre séjour n'aura alors les effets que d'une courte période de travail de nuit et une bonne gestion de la sieste devrait vous aider à gérer les problèmes du décalage horaire.
- Le café peut être utile à votre arrivée mais gardez à l'esprit que son effet excitant dure 4 à 6 heures.
- La pratique d'un exercice physique modéré peut aider à améliorer la qualité du sommeil et faciliter l'adaptation au nouveau fuseau horaire.

Prendre un complément de mélatonine

Nous avons vu que le décalage horaire est le résultat d'une absence de synchronisation du rythme endogène de l'organisme avec le cycle lumière/obscurité de l'environnement de la zone de destination. On sait quel rôle important la mélatonine joue dans la régulation des rythmes biologiques.

Plusieurs études ont évalué les effets de la prise de mélatonine sur le décalage horaire après un vol transatlantique à travers plusieurs fuseaux horaires. Elles montrent que la mélatonine prise par voie orale dans le pays de destination avant le moment de se coucher, c'est-à-dire entre 22 heures et minuit réduit les effets du décalage horaire provoqué par la traversée d'au moins cinq fuseaux horaires. Les doses quotidiennes de mélatonine 0,5 à 5 mg avaient une égale efficacité. Cependant, avec 5 mg, les sujets s'endormaient plus rapidement et dormaient mieux. Une dose plus importante ne semble pas plus efficace.

La prise de mélatonine est particulièrement recommandée lorsque le trajet est fait vers l'est, surtout si l'on est sensible aux décalages horaires. Jusqu'à sept à huit fuseaux horaires traversés, sa prise simplement à l'arrivée, pendant 2 à 4 jours semble suffisante.

Pour des déplacements de plus grandes distances, ou en cas de sensibilité importante au décalage horaire, le traitement doit être débuté 2 à 3 jours avant le vol.

Les auteurs d'une synthèse des essais concluant à l'efficacité de la prise de mélatonine à libération immédiate pour diminuer les effets du décalage horaire recommandent de prendre :

- **Pour un voyage vers l'est d'une durée d'au moins 9 heures :**
  – 5 mg de mélatonine à libération immédiate au moment de se coucher, 2 à 3 jours avant le départ :
  – 5 mg vers 18 heures le jour du départ ;
  – 1 mg au moment de se coucher, arrivé à destination, et jusqu'à ce que le cycle normal du sommeil soit rétabli.

- **Pour un voyage vers l'ouest d'une durée d'au moins 9 heures :**
  – 1 mg de mélatonine à libération immédiate le matin en se levant quelques jours avant le départ ;
  – 1 mg le matin en se levant le jour du départ ;
  – 5 mg au moment de se coucher, arrivé à destination.

CHAPITRE 2

POUR MIEUX DORMIR

NUITS BLANCHES OU TROP COURTES, ENDORmissement tardif ou nuits agitées, réveil trop matinal… sont souvent synonymes de matins moroses, préludes de journées difficiles. Dormir est une nécessité aussi vitale que boire ou manger et occupe un tiers de notre vie. Chacun de nous a besoin d'une quantité spécifique de sommeil. De la qualité de nos nuits dépend celle de nos journées. Fatigue, somnolence, irritabilité, altération des performances, voire état dépressif, vont fréquemment de pair avec les troubles du sommeil.

Une nuit complète de sommeil est constituée de 4 à 6 cycles d'environ 90 minutes. Chacun d'eux comprend deux phases : une phase de sommeil lent et une autre de sommeil paradoxal. Lorsqu'un dormeur sensible manque sa porte d'entrée dans le sommeil, il doit attendre en moyenne 90 minutes (la durée d'un cycle) pour retrouver une période propice à l'endormissement. Une fois que l'on est endormi, les cycles s'enchaînent naturellement, entrecoupés de réveils inconscients. Chaque cycle débute par du sommeil lent léger, se poursuit par du sommeil lent profond et se termine par du sommeil paradoxal. Ce dernier est le sommeil des rêves.

Les heures pendant lesquelles la sécrétion de mélatonine est la plus élevée correspondent aux heures normales du sommeil et lorsque l'on dort moins, l'organisme produit moins de mélatonine. C'est pourquoi les personnes sujettes aux insomnies ont une sécrétion nocturne de mélatonine diminuée. C'est pour ces deux raisons que plusieurs études ont été réalisées pour tenter de savoir dans quelle mesure la mélatonine pouvait contribuer à traiter les troubles du sommeil.

VOTRE SOMMEIL EST-IL SUFFISAMMENT RÉPARATEUR ?

Quelques questions simples, posées une demi-heure après le réveil, peuvent permettre d'évaluer la qualité de votre sommeil :

- Êtes-vous en bonne forme ?
- Êtes-vous capable de réaliser, sans difficulté ni irritabilité, des activités nécessitant de la concentration ?

La qualité du sommeil s'évalue aussi tout au long de la journée. Si vous avez tendance à piquer du nez, à rêvasser, cela veut simplement dire que vous n'avez pas assez dormi.

Celles-ci montrent que lorsque la production endogène de mélatonine est diminuée (comme chez des personnes avançant en âge ou prenant des bêtabloquants) ou si le rythme circadien naturel de la mélatonine est affecté (comme chez des personnes travaillant de nuit ou les aveugles), la prise de mélatonine peut améliorer la qualité et la durée du sommeil.

Contrairement aux somnifères, lorsqu'elle est prise à une dose adaptée, la mélatonine améliore rapidement l'endormissement, induit un sommeil naturel réparateur qui resynchronise le rythme circadien. Elle ne crée ni accoutumance ni dépendance.

La mélatonine peut modifier les rythmes circadiens lorsqu'elle est donnée à un moment approprié de la journée. Lorsque l'on essaye d'avancer la phase de sommeil, la mélatonine doit être donnée vers 19 ou 20 heures et lorsqu'il s'agit d'essayer de retarder la phase de sommeil, la mélatonine doit être donnée tôt, le matin.

L'administration de mélatonine a également pour résultat une légère diminution de la température du centre du corps, un facteur contribuant au sommeil. Le mécanisme à l'origine de cet effet n'est pas connu mais pourrait être attribué à ses actions sur l'hypothalamus et ses centres thermorégulateurs. Cette diminution de la température facilite également l'endormissement.

Chez des personnes en bonne santé

C'est à la fin de l'année 1993 que la publication des résultats d'une étude réalisée par le MIT (Massachusetts Institute of Technology) montre pour la première fois que la mélatonine est un « somnifère naturel efficace » : l'absorption, au milieu de l'après-midi, de 0,1 mg de mélatonine suffisait à favoriser le sommeil d'hommes jeunes à qui l'on avait demandé de faire la sieste.

L'administration de mélatonine exerce des effets sédatifs et hypnotiques lorsqu'elle est donnée à des doses allant de 0,3 à 5 mg (une dose proche des niveaux physiologiques endogènes). Lorsqu'elle est prise avant le début de la sécrétion endogène, même à faible dose, la mélatonine peut induire le sommeil. On pense que la mélatonine potentialise les effets du GABA (l'acide gamma-aminobutyrique, un messager du cerveau qui freine la transmission de l'influx nerveux et contribue à l'apparition du sommeil en diminuant l'action des neurones excitateurs) à travers une interaction directe avec ses récepteurs. Elle augmente la durée totale du sommeil, la vigilance pendant la journée et diminue le temps nécessaire à l'endormissement.

La mélatonine à libération prolongée est plus adaptée aux problèmes d'éveils nocturnes ou précoces et la mélatonine à action immédiate aux difficultés d'endormissement.

Chez les personnes âgées

Avec l'âge, la proportion du sommeil lent profond diminue. Parallèlement, le nombre d'éveils nocturnes augmente et les personnes deviennent plus sensibles à l'environnement extérieur. À partir de 30 ans, on subit en moyenne une vingtaine de réveils nocturnes. Très courts, ils restent au stade de l'inconscient (la mémoire n'entre en jeu qu'au-delà d'une minute d'éveil).

La fréquence des troubles du sommeil augmente avec l'avancée en âge. Ils affectent 40 à 70 % de la population âgée, dont 10 à 25 % se plaignent d'insomnies persistantes.

Cela peut avoir des répercussions négatives sur la santé physique générale et être associé à des problèmes mentaux : une médiocre qualité de vie et une sensation d'insatisfaction aussi bien qu'un mauvais fonctionnement social, psychologique et cognitif.

UNE AMÉLIORATION DU SOMMEIL CHEZ LES INDIVIDUS SOUFFRANT DE NARCOLEPSIE

La narcolepsie est un trouble neurologique qui se caractérise par des envies soudaines et irrépressibles de dormir, pouvant intervenir plusieurs fois dans une journée. Elle se manifeste souvent à l'adolescence et se traduit par une perturbation du rythme circadien veille/sommeil et un déficit du mouvement oculaire rapide (sommeil MOR) pendant le sommeil paradoxal, la période des rêves. On retrouve des modèles de changement dans le sommeil MOR similaires à ceux de la narcolepsie chez des animaux et des êtres humains chez qui on a retiré la glande pinéale. Des doses pharmacologiques de mélatonine (50 mg) augmentent de façon très importante la durée du sommeil MOR (que les personnes soient narcoleptiques ou non) et intensifie fortement les phénomènes subjectifs de rêves. Quelques études utilisant des doses quotidiennes allant de 2 à 20 mg ont montré une amélioration de la qualité du sommeil, une accélération de son initiation et une amélioration du maintien du sommeil sans altération significative de l'éveil comme cela se produit avec les benzodiazépines.

Des études indiquent que la prise de mélatonine par des personnes âgées déficientes en mélatonine a amélioré la qualité de leur sommeil.

- La prise de 2 mg de mélatonine à libération rapide, le soir avant de se coucher raccourcit le temps nécessaire à l'endormissement. Dans l'étude, cette amélioration se dégradait avec l'arrêt du traitement.
- La prise de 2 mg de mélatonine à libération prolongée améliore la qualité du sommeil et la vivacité matinale de personnes insomniaques. L'arrêt du traitement ne provoque pas d'effet de manque.

Chez l'enfant

Les troubles du sommeil chez l'enfant sont un motif fréquent de consultation. Les difficultés d'endormissement et les réveils nocturnes affectent en effet 20 % de la population enfantine.

Les troubles sont liés à l'âge de l'enfant (plutôt avant 3 ans) et sont souvent rattachés à des difficultés psychologiques transitoires ou à des maladies digestives, ORL ou respiratoires et sont pris en charge pendant les consultations pédiatriques.

En revanche, chez les enfants présentant des troubles neurologiques et comportementaux (retard mental, autisme, troubles psychiatriques, déficience visuelle ou épilepsie), les perturbations du sommeil sont non seulement fréquentes mais difficiles à prendre en charge. Elles répondent peu aux conseils et aux traitements prescrits et aggravent les tensions familiales. Les parents, épuisés, ont du mal à faire face jour et nuit au handicap de l'enfant ce qui majore leur souffrance.

Plusieurs essais ont testé l'utilité de la mélatonine dans la prise en charge des troubles du sommeil chez les enfants atteints de ce type de troubles neuropsychiatriques.

Chez les enfants aveugles et/ou ayant un handicap neurologique, plusieurs études montrent dans l'ensemble une amélioration des troubles du sommeil avec la prise de mélatonine. Cette amélioration partielle ou complète est parfois très rapide, apparaissant dès la première dose, ou parfois après quelques semaines ou un mois.

Chez des enfants souffrant d'un trouble du déficit d'attention avec ou sans hyperactivité (TDA), la prise tous les soirs d'une dose de 2,5 à 5 mg de mélatonine a raccourci la durée d'endormissement et amélioré la qualité du sommeil chez la presque totalité des individus de l'étude. L'irritabilité a été réduite et les enfants ont eu tendance à être plus sociables et plus attentifs. Des gains de développement ont été rapportés.

Quelques études ont été menées sur l'action de la mélatonine dans le syndrome de Rett, un trouble génétique présumé touchant les filles et caractérisé par une croissance ralentie du crâne accompagnée d'une régression globale du développement. Le traitement diminue significativement la latence d'endormissement, le temps de sommeil total est allongé et le sommeil est de meilleure qualité. Mais les recherches sont encore peu nombreuses dans ce domaine.

Chez des enfants atteints du syndrome d'Angelman, une maladie neurogénétique entraînant des troubles du développement moteur et un déficit intellectuel, l'administration de mélatonine élève le pic nocturne de mélatonine, facilite le sommeil et diminue l'activité nocturne des enfants qui sont moins sensibles aux bruits. Leur comportement dans la journée est amélioré.

L'utilisation de la mélatonine chez l'enfant ne doit jamais se faire sans l'avis et la supervision d'un médecin.

PARTIE 4

LES PROMESSES DE LA MÉLATONINE

CHAPITRE 1

CONTRE LA DÉGÉNÉRESCENCE MACULAIRE LIÉE À L'ÂGE

LA MÉLATONINE POURRAIT CONTRIBUER À DIMINUER le risque ou atténuer certains symptômes de la dégénérescence maculaire liée à l'âge (DMLA), une maladie touchant la rétine et entraînant une baisse importante de l'acuité visuelle pouvant aller jusqu'à la cécité complète.

La rétine contient une forte concentration de mélatonine, parce qu'elle en sécrète elle-même mais également parce que la mélatonine sécrétée par la glande pinéale et circulant dans le sang y pénètre facilement.

Les radicaux libres et le stress oxydant sont impliqués dans le développement de la dégénérescence maculaire liée à l'âge. Par ses effets antioxydant et destructeur des radicaux libres, la mélatonine pourrait notamment protéger la rétine des attaques radicalaires et ainsi aider à prévenir ou à retarder le développement de la dégénérescence maculaire liée à l'âge.

Une destruction progressive des photorécepteurs

Dans la dégénérescence maculaire liée à l'âge, les cellules de la macula (la zone de la rétine où les photorécepteurs sont les plus nombreux) sont progressivement détruites par les radicaux libres que les défenses naturelles de l'organisme ne parviennent plus à neutraliser. Les cônes et les bâtonnets (les deux types de photorécepteurs) sont en effet particulièrement sensibles aux dommages radicalaires. Quand ces cellules commencent à être altérées, la vision centrale est affectée et il devient difficile de lire ou de reconnaître quelqu'un. Puis les lésions se propagent plus ou moins rapidement et finissent par détruire la totalité de la macula entraînant une perte totale de la vision.

La mélatonine peut s'opposer à ce processus de dégradation de deux manières :

- Elle est d'abord capable de neutraliser les radicaux libres et de protéger l'épithélium pigmentaire de la rétine des dommages qu'ils pourraient causer.
- Elle contrôle ensuite la pigmentation de l'œil et participe ainsi à réguler la quantité de lumière atteignant les photorécepteurs et donc à limiter la formation des radicaux libres.

Il est donc plausible de penser qu'une diminution physiologique de la mélatonine chez des personnes âgées puisse jouer un rôle important dans le dysfonctionnement de l'épithélium pigmentaire rétinien que l'on sait être une cause de l'apparition de la DMLA. On a effectivement observé des niveaux de mélatonine plus faibles (– 40 %) chez des personnes atteintes de DMLA que chez des personnes de même âge ne souffrant pas de cette dégénérescence.

En pratique

Si vous faites partie des personnes à risque de DMLA (vieillissement, tabac, hypertension artérielle, yeux clairs, travaux fréquents en extérieur, antécédents familiaux de DMLA), vous pouvez essayer de limiter ce risque en améliorant votre sécrétion naturelle de mélatonine par quelques mesures simples (lire page 63) et par l'alimentation (lire page 65) ou en prenant une complémentation sur le long cours (lire page 79).

Si vous souffrez de DMLA, sachez qu'un étude a mis en évidence que la prise quotidienne pendant 6 à 24 mois de 3 mg de mélatonine chaque soir au moment du coucher par 100 personnes ayant une DMLA diagnostiquée a permis, au bout de 6 mois de stabiliser l'acuité visuelle et donc de retarder le développement de la maladie. Parlez-en à votre médecin ou à votre ophtalmologiste.

CHAPITRE 2

CONTRE LES MALADIES CARDIOVASCULAIRES

LA MÉLATONINE SEMBLE EXERCER DIFFÉRENTES actions bénéfiques pour la santé cardiovasculaire, que ce soit en agissant sur les facteurs de risque de maladie ou en aidant à minimiser la gravité des incidents cardiaques.

Des effets bénéfiques contre l'hypertension

La nuit, le rythme des battements du cœur est plus lent, la pression sanguine plus basse et le taux de cholestérol dans le sang plus faible. Avec l'arrivée du jour, le rythme du cœur augmente, la pression sanguine s'élève... donnant une possible explication au fait que le risque d'infarctus soit plus élevé le matin. La mélatonine semble donc avoir un effet protecteur sur le cœur.

L'hypertension nocturne est reconnue comme l'un des facteurs de risque de maladie cardiovasculaire. Les personnes dont la pression sanguine ne baisse pas au cours de la nuit ont plus de risque d'accident cardiovasculaire que celles dont la pression baisse.

CHEZ LES PERSONNES ÂGÉES

La prise de 2 mg de mélatonine à libération prolongée au moment du coucher par des personnes âgées en moyenne de 64 ans, déjà traitées par un médicament antihypertension, a significativement réduit leur pression sanguine nocturne. Un placebo n'a eu aucun effet. Il faut préciser que seule la mélatonine à libération prolongée semble efficace dans ce cas.

CHEZ LES FEMMES

Chez des jeunes femmes et chez des femmes ménopausées suivant un traitement hormonal substitutif, la prise quotidienne de 1 mg de mélatonine exerce un effet bénéfique sur la pression sanguine et sur l'indice de pulsatilité de la carotide interne. Une diminution significative de la pression sanguine systolique et diastolique respectivement de 6 et 4 mm de mercure a été mesurée dans plusieurs études. Une augmentation des niveaux d'oxyde nitrique a été observée chez les femmes suivant un traitement hormonal substitutif suggérant une augmentation de la réactivité vasculaire et une amélioration du fonctionnement endothélial.

Attention ! Il est important de noter que la mélatonine semble interférer avec l'action de médicaments hypotenseurs comme la nifédipine et que chez des patients hypertendus traités par ce médicament, la prise quotidienne le soir de 5 mg de mélatonine augmenterait la pression sanguine. La mélatonine ne doit donc pas être utilisée sans précaution chez des personnes hypertendues sous traitement bloquant les canaux calciques.

Les personnes traitées pour une hypertension ne doivent donc pas prendre de mélatonine sans suivi médical. Cependant, on peut penser que favoriser naturellement (comme nous l'avons vu page 63) un niveau de sécrétion normal de mélatonine pourrait être bénéfique chez les personnes ayant une pression sanguine nocturne élevée.

Une diminution du risque d'infarctus

Une crise cardiaque peut être déclenchée par une augmentation de la tendance du sang à coaguler induite par le stress. Des chercheurs ont montré que la mélatonine pourrait influer sur la coagulation sanguine : la prise par voie orale d'une seule dose de 3 mg de mélatonine par de jeunes hommes en bonne santé réduisait la coagulation du sang.

Chez des patients avec un rétrécissement stable de leurs artères coronaires qui les soumet à un risque d'un accident ischémique (crise cardiaque ou d'angine de poitrine), l'effet d'un traitement classique avec du Langoran® LP (dinitrate d'isosorbide utilisé pour traiter et prévenir l'angine de poitrine) a été comparé à l'association de ce médicament avec de la mélatonine.

L'association mélatonine/Langoran® LP a davantage amélioré le fonctionnement du muscle cardiaque que la prise de Langoran® LP seul. La taille de leur cœur a été diminuée et la quantité de sang éjectée à chaque battement augmentée.

Une diminution des lésions causées par une crise cardiaque

Nous avons vu que la mélatonine exerce de puissants effets antioxydants. Elle est capable de neutraliser les radicaux libres produits au cours d'une lésion cardiaque ainsi que d'accroître le nombre d'enzymes antioxydantes. Ces actions peuvent prévenir des dommages oxydatifs ultérieurs et limiter la taille de l'infarctus (zone de cellules détruites dans le cœur).

Un large essai clinique est actuellement en cours en Espagne pour déterminer si un traitement par la mélatonine pourrait réduire la gravité de l'infarctus, les décès, le rythme cardiaque anormal, l'insuffisance cardiaque et d'autres conséquences désastreuses d'une crise cardiaque.

CHAPITRE 3

CONTRE LA DOULEUR

La migraine

LA MÉLATONINE ET L'ÉPIPHYSE ONT ÉTÉ IMPLIQUÉES dans le déclenchement de la migraine. Des anomalies dans la sécrétion nocturne de mélatonine, plus faible au cours des crises, ont été observées chez des patients souffrant de migraines. Certains chercheurs ont également émis l'hypothèse que des irrégularités de fonctionnement de la glande pinéale pourraient déclencher les migraines et que la correction de ce déséquilibre par une supplémentation en mélatonine pourrait être bénéfique.

Quelques études ont examiné un rôle potentiel de la mélatonine dans la prévention de différentes formes de céphalées dont la migraine. L'administration d'une faible dose de mélatonine de 20 µg par voie intraveineuse 4 heures avant le coucher pendant 3 jours ou 3 à 5 mg par voie orale pendant 1 mois ont entraîné une diminution de la fréquence des crises de migraines, de leur intensité et de leur durée.

La prise de 3 mg de mélatonine, entre 22 et 23 heures, pendant 3 mois, a diminué la fréquence des crises chez des hommes et des femmes souffrant de 2 à 8 crises de migraine avec ou sans aura par mois. L'efficacité de la mélatonine était supérieure à celle de 25 mg d'amitriptyline, un médicament antidépresseur parfois utilisé dans le traitement de la migraine. La mélatonine a été bien tolérée et associée à moins d'effets secondaires que le médicament. Les patients ont pris du poids avec l'amitriptyline et le placebo et en ont perdu avec la mélatonine.

La prise de 3 mg par jour de mélatonine au moment de se coucher semble donc avoir des effets prometteurs sur la réduction de la fréquence des crises de migraine.

Le syndrome de l'intestin irritable

Le syndrome de l'intestin (ou du côlon) irritable ou colopathie fonctionnelle est un trouble gastro-intestinal chronique qui se caractérise par des douleurs abdominales, des ballonnements et des modifications du comportement intestinal. La mélatonine est impliquée dans la régulation de la motilité et de la sensibilité gastro-intestinales. Par ailleurs, les personnes souffrant du syndrome de l'intestin irritable ont souvent un sommeil perturbé.

Des études indiquent que la prise quotidienne de 3 mg de mélatonine au moment du coucher pourrait soulager certains symptômes du syndrome du côlon irritable.

Elle a significativement atténué la douleur abdominale et réduit la sensibilité rectale à la douleur mais n'a pas amélioré les troubles du sommeil ou la détresse psychologique.

Chez des femmes souffrant du syndrome de l'intestin irritable, elle a soulagé leurs symptômes sans améliorer la qualité de leur sommeil ou leur humeur.

Elle a augmenté la durée du transit intestinal d'individus en bonne santé mais pas celle de ceux souffrant du syndrome (la durée du transit des personnes ayant le syndrome, avec une constipation prédominante, était initialement plus longue que celle des témoins en bonne santé).

Pourtant, chez les individus souffrant du syndrome de l'intestin irritable, la sécrétion de mélatonine est plus importante que chez des personnes en bonne santé et son métabolisme n'est pas perturbé. D'autres études de plus longue durée et sur des échantillons plus vastes seront nécessaires pour valider l'intérêt de la mélatonine dans le traitement de ce syndrome.

Le reflux gastro-œsophagien (RGO)

Le premier symptôme du reflux gastro-œsophagien (RGO) se manifeste par des brûlures d'estomac. L'estomac a une paroi muqueuse qui le protège des lésions que pourraient causer les acides gastriques, mais l'œsophage ne possède pas cette protection. Les acides gastriques irritent sa paroi provoquant des sensations de brûlure.

La plupart des personnes souffrant d'un RGO ont souvent un sommeil perturbé. On sait que de faibles taux de mélatonine peuvent être responsables d'insomnies. La muqueuse gastrique est particulièrement riche en mélatonine et cette dernière a également une action inhibitrice sur la sécrétion d'acide gastrique.

L'existence de plus faibles niveaux de mélatonine chez des personnes souffrant de problèmes digestifs que chez des sujets en bonne santé permet de penser que des concentrations élevées ou normales de mélatonine pourraient exercer une influence bénéfique.

Des travaux sur des modèles animaux ont montré que l'administration de mélatonine par voie orale entraîne une augmentation de différentes substances protégeant la muqueuse de l'œsophage tout en inhibant la production d'acide gastrique.

Il existe peu d'études sur l'homme, mais leurs résultats sont significatifs et suggèrent que la mélatonine, seule ou associée à l'oméprazole (Mopral®), un médicament utilisé dans le traitement des symptômes du reflux gastro-œsophagien, soulage les symptômes. L'association des deux semble préférable parce que la mélatonine accélère les effets de l'oméprazole et ainsi raccourcit la durée du traitement et donc ses effets secondaires.

Dans l'attente de nouvelles études, si vous souffrez d'un RGO, vous pouvez tenter d'augmenter naturellement votre sécrétion de mélatonine en suivant les recommandations des pages 63 et 65. Vous pouvez également envisager une supplémentation en en parlant à votre médecin.

CHAPITRE 4

CONTRE CERTAINES MALADIES DU CERVEAU

Les troubles cognitifs et la maladie d'Alzheimer

LA MÉLATONINE POURRAIT AVOIR UN INTÉRÊT DANS la prévention et l'atténuation des troubles cognitifs associés au vieillissement.

En 1993, des gérontologues italiens qui étudiaient les effets de la mélatonine sur les performances intellectuelles ont mis en évidence une nette corrélation entre le taux de sécrétion de mélatonine et l'acuité mentale : plus les taux de mélatonine des volontaires sont élevés, meilleures sont leurs performances aux tests. Un an plus tard, des chercheurs japonais montrent que les personnes en bonne santé sécrètent deux fois plus de mélatonine que des malades d'Alzheimer du même âge.

Par ailleurs, d'autres études indiquent que la prise de compléments de mélatonine aide à prévenir les déficits cognitifs associés au vieillissement. Cet effet serait dû à la capacité de la mélatonine à traverser la barrière hémato-encéphalique et à la rapidité de son absorption après une prise par voie orale.

Les données montrent que la prise de 3 à 9 mg de mélatonine chaque soir au moment du coucher pendant 9 à 18 mois a significativement amélioré les performances à différents tests neuropsychologiques de personnes souffrant de légers troubles cognitifs. La qualité de leur sommeil et de leur vigilance a également été améliorée. Les troubles cognitifs légers précèdent souvent l'apparition de la maladie d'Alzheimer ou de la démence.

Il semblerait que les personnes souffrant de maladie d'Alzheimer aient des niveaux particulièrement bas de mélatonine et que leurs rythmes biologiques en soient particulièrement perturbés. Près de la moitié d'entre eux souffrent de trouble du sommeil et de confusion crépusculaire, d'agitation et autres symptômes accrus dans l'après-midi et le soir.

Ces altérations pourraient être reliées à la dégénération de la rétine, du noyau suprachiasmatique, de l'axe pinéal et à des perturbations de la régulation de la sécrétion de mélatonine par le système sympathique. La mélatonine pourrait être utilisée pour resynchroniser les rythmes biologiques et prévenir les altérations neuronales des malades d'Alzheimer.

La supplémentation en mélatonine a des effets bénéfiques sur des personnes souffrant de maladie d'Alzheimer chez lesquelles elle améliore le sommeil et réduit l'aggravation des symptômes qui se produisent en fin de journée. Plusieurs études, de durée variable allant de quelques semaines à 2 ou 3 ans, rapportent des améliorations de l'endormissement, parfois avec une diminution du nombre de réveils, une meilleure qualité du sommeil ou une diminution de la somnolence diurne et de l'agitation de fin de journée dans les premiers stades de la maladie. Elle pourrait également diminuer leur détérioration cognitive, probablement en protégeant les cellules cérébrales des effets néfastes de la protéine bêta-amyloïde qui est impliquée dans le développement de la maladie.

L'analyse des données des études cliniques permet de penser que la mélatonine pourrait constituer un outil thérapeutique complémentaire dans le cas de troubles cognitifs légers. Cependant, son intérêt dans la prévention ou le retard de l'initiation et de la progression de la maladie d'Alzheimer n'est pas démontré.

L'épilepsie

L'épilepsie est un trouble neurologique chronique relativement répandu. Plusieurs médicaments anti-épileptiques sont disponibles mais malgré leur utilisation, 30 % des malades continuent à avoir des crises. Ce groupe de personnes nécessite donc un traitement plus agressif, associant plusieurs molécules, avec le risque de voir apparaître des effets secondaires indésirables et notamment des troubles neurologiques (somnolence, trouble de la coordination des mouvements, vertiges), des altérations métaboliques (ostéoporose, induction ou inhibition d'enzymes du foie, etc.), des symptômes psychiatriques et comportementaux. L'utilisation de la mélatonine chez des patients épileptiques peut être intéressante mais elle est controversée.

La glande pinéale — agissant principalement (mais pas exclusivement) via la mélatonine — est supposée être un organe « tranquillisant » qui favorise l'équilibre homéostatique. La mélatonine stabilise l'activité électrique du système nerveux central et provoque une rapide synchronisation de l'électroencéphalogramme. En revanche, l'ablation de la glande pinéale prédispose des animaux à l'épilepsie.

Plusieurs études indiquent que l'administration nocturne de mélatonine pourrait réduire l'incidence des crises chez des enfants. Mais d'un autre côté, on a également montré que, dans certains cas, la mélatonine abaisse le seuil d'apparition de la crise avec pour résultat une augmentation du risque de convulsions.

On a observé des niveaux réduits de mélatonine chez des patients souffrant d'une épilepsie difficile à traiter. La prise, en complément du traitement antiépileptique, de 3 mg de mélatonine 30 minutes avant le coucher par des enfants souffrant d'épilepsie difficilement traitable a amélioré l'activité des crises chez la majorité d'entre eux.

D'autres recherches sont donc nécessaires pour essayer de déterminer si la mélatonine peut ou non être bénéfique chez des sujets épileptiques et dans quelles circonstances.

L'autisme

Chez des personnes autistes, on a observé un taux de sérotonine plus élevé que celui de personnes non autistes et un taux très faible de mélatonine.

L'équipe du Professeur Thomas Bourgeron de l'Institut Pasteur de Paris a mis en évidence chez certaines personnes autistes, l'absence d'un gène codant normalement pour une enzyme intervenant dans la dernière étape de la synthèse de la mélatonine. Le déficit de cette enzyme pourrait être à la cause de la production plus faible de mélatonine. Cependant, des études menées dans le laboratoire de l'Institut de Paris indiquent que le déficit en mélatonine n'est ni la cause, ni la conséquence de l'autisme puisqu'il peut être présent chez la mère qui n'en souffre pas, mais que ce déficit pourrait constituer un facteur de risque.

Les personnes autistes ont souvent un problème de sommeil et ne calent pas correctement leur cycle veille/sommeil. L'analyse des données provenant de questionnaires remplis par des parents d'enfants souffrants de troubles autistiques montre qu'un déficit de sommeil commence à apparaître vers l'âge de 18 mois.

Chez des adultes autistes, la prise de mélatonine allège nettement les perturbations sévères du cycle circadien veille/sommeil. Elle améliore également les insomnies d'enfants autistes avec des doses allant de 0,75 à 6 mg par jour.

D'autres études chez l'enfant comme chez l'adulte doivent être menées pour confirmer ces effets.

Le Professeur Thomas Bourgeron recommande de tester différentes heures de prise de la mélatonine pour trouver le moment le plus efficace.

La dépression

La dépression est une cause de handicap majeur avec de fortes répercussions sur la société. Sur un an, on estime que près de 7 % de la population est touchée par un épisode dépressif caractérisé.

Les études montrent que les niveaux nocturnes de mélatonine sont faibles chez les personnes souffrant de dépression majeure et de trouble de panique. Plus significatif est le fait que l'amplitude du rythme circadien de la mélatonine est émoussée chez des patients souffrant de dépression et qu'elle redevient normale avec leur guérison.

La dépression est plus fréquente au printemps et la dépression saisonnière plus fréquente en automne, coïncidant avec le rythme circannuel de la mélatonine. L'augmentation de la sécrétion de la mélatonine en hiver, en raison du raccourcissement du jour, pourrait jouer un rôle dans la dépression saisonnière qui touche 3 à 6 % de la population en période hivernale.

Améliorer la synchronisation des rythmes biologiques pourrait avoir un effet bénéfique sur les épisodes dépressifs. Des chercheurs ont en effet émis l'hypothèse que chez des patients souffrant de dépression en hiver, les rythmes physiologiques circadiens, pendant les courtes journées hivernales, étaient désynchronisés. Le traitement de choix, dans la plupart des cas de ce type de dépression est l'exposition à de la lumière vive qui provoque une avance de phases lorsqu'elle est planifiée le matin.

La luminothérapie a démontré son efficacité dans le traitement de la dépression saisonnière, mais aussi de la dépression de la grossesse, les dépressions prémenstruelles et certaines dépressions chroniques résistantes aux médicaments. Pour la dépression saisonnière, les recommandations actuelles sont une exposition quotidienne à une lumière de forte intensité (10 000 lux) le matin, à une heure qui doit être adaptée à la personne dépressive (selon son « chronotype »), pendant 30 minutes durant 3 à 5 semaines. La luminothérapie peut se faire dans des centres du sommeil ou à domicile.

Dans tous les cas, le traitement doit impérativement être suivi de manière précise par un médecin spécialiste de la luminothérapie.

Les compléments de mélatonine peuvent également avoir cet effet s'ils sont pris dans l'après-midi. Le suivi pendant 4 ans de personnes souffrant de dépression à qui l'on donnait de la mélatonine ou un placebo le matin ou l'après-midi a permis de déterminer que, au moins en grande partie, la dépression saisonnière était due à un jet-lag persistant, un décalage horaire circadien. Ces patients répondaient mieux à de faibles doses de mélatonine prises dans l'après-midi ou en soirée.

Les lésions cérébrales du nouveau-né prématuré

Près de 10 000 bébés naissent grands prématurés chaque année en France, à moins de 32 semaines d'aménorrhée. Près de 10 % d'entre eux souffrent par la suite de troubles moteurs importants et 25 à 30 % de troubles cognitifs. 15 à 20 % des très grands prématurés, nés à moins de 28 semaines, sont victimes de handicaps lourds.

L'amélioration de la survie des grands prématurés nés avant 28 semaines n'évite pas des séquelles neurologiques dans 49 % des cas. Ces lésions se traduisent par des troubles de la motricité et surtout du comportement, en particulier, de l'attention, décelables seulement vers 5 ou 6 ans.

La faible disponibilité de l'oxygène (hypoxie) au moment de la naissance de l'enfant prématuré favorise le déclenchement d'un certain nombre de processus moléculaires impliqués dans l'apparition de ces séquelles, parmi lesquels la libération excessive de glutamate au sein de la substance blanche du cerveau et la surproduction de radicaux libres.

Les lésions neurologiques surviennent au moment de la naissance ou juste après. L'idéal serait d'intervenir avant la naissance mais actuellement ce n'est pas possible. Une fois l'enfant né, deux stratégies sont envisageables : soit on parvient à bloquer le phénomène avant son installation, soit on trouve un moyen de réparer les dommages, notamment par l'utilisation de corticoïdes.

Des chercheurs ont découvert que les nouveau-nés prématurés ont un niveau de production naturelle de mélatonine plus faible que les nourrissons nés à terme. Ils ont également mis en évidence la capacité de la mélatonine à protéger les tissus cérébraux grâce à son action antioxydante. On sait également que la femme enceinte produit un pic de sécrétion de mélatonine durant le troisième trimestre de sa grossesse.

Avec la mélatonine, les chercheurs ont testé plus de 100 molécules médicamenteuses sur un modèle de souris qui présentaient des lésions cérébrales correspondant à celles d'un prématuré de 26 à 28 semaines de gestation. La mélatonine s'est montrée très efficace. Ainsi, une injection quotidienne de cette hormone pendant 5 jours réduit de 85 % les lésions cérébrales de la substance blanche des souriceaux. Mieux : la récupération des tissus lésés permettait au souriceau d'acquérir des fonctions cognitives normales. Des résultats tout aussi prometteurs ont été obtenus sur des rats et des moutons. La mélatonine provoque la repousse des axones endommagés et la reconstitution du réseau de neurones détruits à l'intérieur de la substance blanche.

Il est important de connaître précisément le taux de mélatonine chez le prématuré en fonction de son âge gestationnel ainsi que son évolution après la naissance. L'étude MELIP (Mélatonin in Preterm), dirigée par le Dr Valérie Biran (de l'hôpital Robert-Debré à Paris), avec trois centres du réseau PremUp (CHI Créteil, Cochin Port-Royal,

Robert Debré), visant à comparer le taux de mélatonine chez le grand prématuré (inférieur à 32 semaines) à celui de l'enfant né à terme, est sur le point d'aboutir. Elle devrait permettre de confirmer la carence en mélatonine des grands prématurés et de passer à l'étape suivante : un essai clinique consistant à administrer cette hormone à la mère juste avant l'accouchement. D'autres études sont menées à Londres en parallèle.

CHAPITRE 5

POUR LA PRISE EN CHARGE DU CANCER

DEPUIS UNE TRENTAINE D'ANNÉES, LES SCIENTIFIQUES cherchent à mieux connaître le rôle de la mélatonine dans l'apparition des cancers. Il semblerait que celle-ci, à travers son influence sur l'équilibre hormonal, puisse favoriser ou au contraire faire baisser le risque de proliférations malignes.

Des chercheurs ont suggéré en 1979 qu'un fonctionnement insuffisant de la glande pinéale (par exemple une réduction de la sécrétion de mélatonine), pourrait induire un état d'hyperœstrogénie relative[1] ; or on sait qu'une exposition précoce et prolongée des tissus des seins aux œstrogènes est parfois impliquée dans l'initiation d'un cancer. Cette hypothèse est renforcée par les résultats d'un certain nombre d'études épidémiologiques suggérant qu'une réduction du niveau de mélatonine provoquée par certaines conditions de travail augmente le risque de cancer. Par exemple, le travail de nuit ou posté pourrait augmenter le risque de cancer du sein, de l'endomètre, du côlon, du lymphome non hodgkinien et du cancer de la prostate.

1 Un niveau plus élevé d'œstrogènes

Pour le cancer du sein, des données cliniques suggèrent que la mélatonine jouerait un rôle dans la prévention, voire même dans le traitement. Ainsi, par exemple, on a observé que l'amplitude de la production de mélatonine était réduite de plus de 50 % chez des femmes souffrant d'un cancer du sein comparativement à celles souffrant de maladies autres que le cancer. Des niveaux élevés de mélatonine (plus précisément de son métabolite, le 6-sulfatoxy-mélatonine) ont été trouvés dans des échantillons d'urine du matin de ces mêmes patientes, suggérant une production majorée de mélatonine le matin et donc l'existence d'une désorganisation circadienne. Rappelons que la concentration urinaire en 6-sulfatoxy-mélatonine est le reflet du niveau de sécrétion de mélatonine et que, le matin, cette sécrétion est normalement à son niveau le plus bas.

Pour le cancer de la prostate et du côlon, la mélatonine pourrait également jouer un rôle particulier. Chez des patients souffrant d'un cancer de la prostate, l'amplitude de la production nocturne de mélatonine est réduite de deux tiers par rapport à celle d'hommes atteints de maladies bénignes de la prostate. Des phénomènes similaires ont été observés chez des patients souffrant d'un cancer colorectal.

Travail de nuit et cancer : et si c'était la mélatonine ?

En 2010, sur la base de travaux expérimentaux et épidémiologiques, le Centre international de recherche contre le cancer (CIRC) a classé le travail entraînant des perturbations du rythme circadien comme « probablement cancérigène ». Le rythme circadien est en effet altéré chez les personnes travaillant la nuit ou avec des horaires décalés. Plusieurs causes ont été avancées pour expliquer le lien observé entre le travail de nuit et le cancer du sein :

- L'exposition à la lumière durant la nuit qui supprime le pic nocturne de mélatonine et ses effets anticancérigènes ;
- La perturbation du fonctionnement des gènes de l'horloge biologique qui contrôlent la prolifération cellulaire ;
- Ou encore les troubles du sommeil pouvant affaiblir le système immunitaire.

Des chercheurs de l'Inserm (Institut national de la santé et de la recherche médicale) ont réalisé une étude comparant le parcours professionnel de 1 200 femmes ayant développé un cancer du sein entre 2005 et 2008 à celui de 1 300 autres femmes en bonne santé. Le risque de cancer du sein était augmenté d'environ 30 % chez les femmes ayant travaillé de nuit par rapport aux autres.

Cette augmentation du risque était particulièrement marquée chez les femmes ayant travaillé de nuit pendant plus de quatre ans ou chez celles dont le rythme de travail était de moins de 3 nuits par semaine, impliquant des décalages de phase plus fréquents entre le rythme de jour et le rythme de nuit.

Une étude canadienne indique par ailleurs que les hommes travaillant la nuit auraient deux fois plus de risque d'avoir un cancer que ceux qui ne travaillent pas de nuit.

La mélatonine améliore la prise en charge du cancer

D'après le Dr Paolo Lissoni du service d'oncologie et de radiothérapie de l'hôpital San Gerardo, à Milan en Italie, la mélatonine pourrait être utilisée avec succès pour moduler les traitements anti-cancer (chimiothérapie, radiothérapie, immunothérapie et traitements hormonaux). La plupart des études publiées concernent la capacité de la mélatonine à inhiber la progression de tumeurs déjà établies.

AUGMENTATION DE LA DURÉE DE SURVIE

On a montré que dans différents types de cancers, y compris des cancers métastasés, la mélatonine à des doses allant de 10 à 50 mg par jour augmente la durée de survie des patients. Les protocoles d'administration les plus efficaces sont généralement ceux qui suivent le rythme physiologique naturel de sécrétion de la mélatonine.

La mélatonine semble également améliorer la réponse aux traitements dans plusieurs types de cancers, permettant ainsi d'améliorer la durée de survie. Une méta-analyse de 50 essais contrôlés indique que le traitement par la mélatonine réduit d'environ 34 % le risque relatif de décès à un an, quel que soit le type de cancer et la dose de mélatonine (10 à 40 mg par jour). Aucun effet secondaire n'a été rapporté.

Chez des personnes souffrant d'une tumeur solide avancée, le principal risque d'évolution néfaste de la maladie est le développement de métastases cérébrales.

Pour eux, il existe peu d'options de traitement et le temps de survie est fréquemment inférieur à 6 mois. Cinquante malades présentant des métastases dans le cerveau ont reçu soit un simple traitement de soutien soit un traitement de soutien associé à 20 mg par jour de mélatonine administrés à 20 heures. Les résultats montrent que le nombre de malades ayant survécu une année, la durée moyenne de survie et la durée sans progression cérébrale étaient significativement plus élevés dans le groupe recevant de la mélatonine.

L'utilisation de la mélatonine conjointement à des traitements anticancéreux classiques a fait l'objet d'études de phase II. Ce type d'étude a pour objectif de déterminer la posologie optimale du produit en termes d'efficacité et de tolérance sur une population limitée et homogène de patients (quelques centaines).

DIMINUTION DES EFFETS SECONDAIRES DE LA CHIMIOTHÉRAPIE

Plusieurs essais cliniques démontrent les bénéfices de la mélatonine sur les effets secondaires de la chimiothérapie et notamment sur la thrombopénie (chute du nombre de plaquettes sanguines [éléments du sang nécessaires à la coagulation] en dessous de 150 000 par mm^3 de sang et qui entraîne un risque hémorragique grave). La plupart des études ont utilisé de la mélatonine administrée par voie intraveineuse ou sous-cutanée avec pour résultat une remontée très nette de la production de plaquettes.

D'autres études indiquent que la mélatonine pourrait être bénéfique en réduisant ou prévenant la cachexie (affaiblissement profond de l'organisme), la stomatite (inflammation de la muqueuse buccale) et la neuropathie (endommagement des cellules du système nerveux) induites par la chimiothérapie.

Il existe un grand nombre de données documentant la capacité de la mélatonine à réduire la toxicité des traitements couramment utilisés dans le traitement du cancer et peut-être même à accroître leur efficacité. Dans ce cas, la mélatonine ne doit être utilisée qu'en accord et sous la surveillance de l'équipe médicale suivant le patient.

CHAPITRE 6

CONTRE LE VIEILLISSEMENT

Au cours de ces 20 ou 30 dernières années, la mélatonine a été définie comme une hormone anti-âge... au moins sur un plan théorique ! Selon l'hypothèse des chercheurs ayant travaillé dans ce domaine, le vieillissement serait le résultat d'une déficience relative en mélatonine accompagnée d'une diminution du rapport mélatonine/sérotonine.

En 1985, Georges Maestroni et deux de ses confrères du Centre de pathologie expérimentale de Locarno en Suisse entreprirent une expérimentation sur des animaux. L'expérience, qui portait sur 20 souris âgées de 19 mois, fournit les premiers éléments permettant de supposer que la mélatonine contribuerait à prolonger la vie. Les chercheurs avaient réparti les rongeurs en deux groupes avant de les placer dans des cages identiques. Tous les animaux avaient été nourris de la même manière et exposés aux mêmes facteurs ambiants. Et chaque soir, dix d'entre eux recevaient une infime quantité de mélatonine.

À ce stade avancé de leur vie (l'espérance de vie d'une souris est de 2 ans en l'absence de prédateur), les souris produisaient très peu de mélatonine.

Une augmentation de 20 % de l'espérance de vie !

Après 5 mois d'expérimentation, les chercheurs analysèrent l'état général des souris et constatèrent des différences frappantes entre les deux groupes. Les souris qui buvaient de l'eau pure montraient les signes habituels de vieillissement : elles avaient perdu du poids, leur rythme s'était ralenti, elles commençaient à adopter une position voûtée et leur pelage était terne. En fait, elles présentaient toutes les caractéristiques du vieillissement. En revanche, les souris de l'autre groupe, qui avaient consommé de la mélatonine, étaient restées en pleine forme, avaient le poil luisant et étaient toujours actives.

Un mois plus tard, les souris du premier groupe commencèrent à mourir les unes après les autres tandis que les animaux complémentés en mélatonine continuaient à bien vivre. Lorsque le dernier rongeur fut mort, les chercheurs calculèrent que la longévité des souris du premier groupe avait été en moyenne de 752 jours contre 931 pour les animaux supplémentés en mélatonine, soit une augmentation de l'espérance de vie de 20 % !

Une expérience similaire sur des rats fut publiée en 1995 par des chercheurs israéliens. Après 15 mois, 87 % des rats recevant de la mélatonine étaient encore en vie contre seulement 43 % dans le groupe témoin. L'expérience a également apporté des éléments concernant l'action de la mélatonine sur le système immunitaire vieillissant. Dans le groupe d'animaux témoins, 5 des 7 rats survivants souffraient de pneumonie tandis que les rats ayant pris de la mélatonine étaient en parfaite santé ou ne manifestaient que des symptômes très légers.

Plus récemment, une équipe de scientifiques du laboratoire Arago de Banyuls-sur-Mer en France a mis en évidence des effets similaires de la mélatonine. Administrée à une musaraigne musette, un petit insectivore nocturne, la mélatonine a entraîné un retard spectaculaire des premiers signes de sénescence. En temps normal, cet animal présente les premiers signes de vieillissement vers l'âge de 12 mois, signes qui se manifestent principalement par une altération des cycles d'activités journalières.

L'administration de mélatonine en continu, sous forme d'un implant, un peu avant 12 mois, a retardé l'apparition de ces premiers signes d'au moins 3 mois, un délai très important compte tenu de la durée de vie de la musaraigne. Elle vit 12 à 18 mois à l'état sauvage et jusqu'à 30 mois en captivité. Cependant, la captivité ne modifie pas le moment de l'apparition des signes de vieillissement et ne fait que rallonger la durée de vie.

La prochaine étape sera de comprendre de quelle façon, par quels mécanismes, la mélatonine retarde l'apparition des signes de vieillissement avant de pouvoir envisager une éventuelle application pour l'homme.

LA RESTRICTION CALORIQUE FAVORISE LA SÉCRÉTION DE MÉLATONINE

La voie la plus validée scientifiquement pour augmenter l'espérance de vie (des organismes unicellulaires jusqu'aux mammifères) est celle de la restriction calorique. On a montré que ce moyen permettait d'accroître la durée de vie de près de 100 % chez certaines espèces. En réduisant le nombre de calories ingérées – tout en maintenant une consommation saine de nutriments essentiels –, on déclenche dans l'organisme toute une cascade de mécanismes antivieillissement. Plus de soixante-dix ans de recherches ont montré sa capacité à étendre la durée de la vie. Mais pas encore sur l'homme.

Il semblerait que la restriction calorique alimentaire protège le rythme de la mélatonine pinéale. En 1991, le Dr Russel Reiter a mesuré les concentrations de mélatonine de trois groupes de rats :

- des animaux âgés ayant libre accès à la nourriture ;
- des sujets vieillissants soumis à un régime faible en calories ;
- de jeunes rats s'alimentant librement.

Les rats âgés alimentés normalement sécrétaient beaucoup moins de mélatonine que les jeunes. Mais les animaux en restriction calorique sécrétaient deux fois plus de mélatonine que les autres. Ils en sécrétaient presque autant que des rats cinq fois plus jeunes. Cela laisse supposer qu'une alimentation hypocalorique préserverait la sécrétion de mélatonine… peut-être aussi chez l'homme !

CHAPITRE 7

CONTRE LE DIABÈTE

LE DIABÈTE LE PLUS FRÉQUENT EST CELUI DE TYPE 2. Caractérisé par un excès de glucose dans le sang et une résistance croissante à l'insuline, il touche 300 millions de personnes dans le monde, dont 3 millions en France. Ce chiffre devrait doubler dans les prochaines années du fait de l'augmentation du nombre de personnes obèses et de la disparition des modes de vie ancestraux.

Plusieurs études ont montré que des troubles de la durée et de la qualité du sommeil sont des facteurs de risque importants de diabète. On a ainsi observé que les travailleurs postés en 3 x 8 ont davantage de risque de développer la maladie. Jusqu'à présent aucun mécanisme reliant le rythme biologique et le diabète n'avait été décrit.

Un certain nombre de données indiquent que la mélatonine pourrait jouer un rôle dans le métabolisme du glucose. On trouve des récepteurs de la mélatonine dans tout l'organisme, y compris dans les cellules des îlots de Langerhans du pancréas responsables de la sécrétion de l'insuline, l'hormone qui régule le glucose sanguin. Une étude publiée en 2013 a montré qu'une faible sécrétion de mélatonine est associée à un risque accru de développer un diabète de type 2. Le mécanisme par lequel la mélatonine affecte le métabolisme du glucose est encore à l'étude mais elle semble moduler la sécrétion d'insuline par le pancréas et l'absorption du glucose par les muscles squelettiques.

Le lien génétique entre la régulation du rythme circadien par la mélatonine et le diabète de type 2 a pu être mis en évidence grâce à une étude génétique sur 23 000 personnes d'origine française, danoise et finlandaise. Des chercheurs se sont intéressés à un récepteur de la mélatonine appelé MT2. Ce récepteur MT2 est présent sur les cellules de la rétine, du nerf optique et dans les cellules pancréatiques qui sécrètent l'insuline. Ils ont séquencé ce gène MT2 (qui code pour le récepteur à la mélatonine) chez 7 600 diabétiques et non-diabétiques. Ils ont trouvé 40 mutations rares qui modifient la structure protéique du récepteur de la mélatonine. Parmi ces mutations, 14 affectaient la fonctionnalité du récepteur. Les chercheurs ont alors montré que les porteurs de ces mutations avaient 7 fois plus de risque de développer un diabète de type 2.

On sait que de nombreux mécanismes physiologiques sont influencés par les rythmes biologiques, parfois de manière forte. C'est le cas notamment de l'insuline, l'hormone qui contrôle le taux de glucose dans le sang dont la production décroît durant la nuit afin d'éviter que l'individu ne souffre d'une hypoglycémie et s'accroît dans la journée, au moment où l'individu s'alimente et doit éviter l'excès de glucose dans le sang. Lorsque les rythmes biologiques sont perturbés, une production anormale d'insuline peut survenir et cette perturbation est associée à l'obésité. Les diabétiques sont souvent déprimés et leurs troubles psychiques apparaissent parfois avant même que le diabète se déclare ; il se peut, là encore, qu'une insuffisance de mélatonine soit en jeu.

CHAPITRE 8

LES AUTRES PISTES DE RECHERCHE

Pour stimuler l'appétit

CONTRAIREMENT À LA MÉLATONINE PRODUITE PAR la glande pinéale qui reste sous le contrôle de l'alternance lumière/obscurité, celle qui est sécrétée en abondance par le système gastro-intestinal est produite principalement après l'absorption de nourriture, particulièrement après la prise de protéines riches en tryptophane qui lui sert de précurseur.

La libération de mélatonine gastro-intestinale sert en partie à contrôler la prise alimentaire. Des données suggèrent qu'elle diminuerait le contenu hypothalamique en ghréline, la plus puissante hormone stimulant l'appétit. Chez des rats auxquels la glande pinéale a été retirée, la mélatonine ne provoque pas d'inhibition de la faim suggérant qu'il faut que la glande pinéale fonctionne pour que la mélatonine exerce son action inhibitrice sur la ghréline et la prise alimentaire.

D'autres données suggèrent que la mélatonine permettrait de stimuler l'appétit de personnes ayant un syndrome d'anorexie/cachexie (affaiblissement de l'organisme lié à un état de dénutrition important) accompagnant par exemple un cancer avancé du système gastro-intestinal. Cette stimulation de l'appétit serait pleinement attribuée à son activité anti-inflammatoire et anti-cytokines.

Il est intéressant de voir que, lorsque l'on ajoute du tryptophane au petit déjeuner de jeunes étudiants, leur appétit tout comme la qualité de leur sommeil et de leur santé mentale sont améliorés, probablement du fait de sa transformation en mélatonine.

D'autres études sont donc nécessaires pour valider l'intérêt de la mélatonine dans le contrôle de l'appétit et savoir dans quelles circonstances elle le limite ou le stimule.

Pour atténuer le syndrome prémenstruel

Le syndrome prémenstruel est un ensemble de symptômes psychiques et physiques qui se manifestent chez la femme de façon cyclique avant les règles et disparaissent avec leur apparition : prise de poids due à une rétention d'eau, gonflement des seins, maux de tête, jambes lourdes, éruptions cutanées, anxiété, agressivité, dépression… Des perturbations du sommeil font souvent partie de ces symptômes et près de 70 % des femmes souffrant de syndrome prémenstruel font état d'une mauvaise qualité de leur sommeil avec une augmentation des réveils nocturnes et une somnolence excessive dans la journée.

Une étude a montré, chez les femmes souffrant de syndrome prémenstruel, une diminution significative du niveau de sécrétion nocturne de mélatonine. Il était plus faible avant les règles, lorsque les symptômes sont présents, que pendant la période folliculaire asymptomatique. Il semble que pendant cette période, il y ait une avance de phase du rythme de la mélatonine accompagnée d'un retard du pic nocturne de sécrétion, un début de sécrétion plus tardif et un arrêt plus précoce. Mais ce fait doit être confirmé par d'autres études.

Pour renforcer l'immunité des malades du sida

Des données préliminaires suggèrent que la progression de l'infection par le VIH pourrait être ralentie par la prise nocturne de mélatonine.

Il semble que la longueur de la période d'incubation entre le moment de l'infection et le développement des symptômes du sida serait due au fait que le système immunitaire crée de nouveaux lymphocytes T auxiliaires et d'autres cellules immunitaires aussi rapidement que le virus se réplique. Cependant, à un certain moment, le virus du sida submerge la capacité du système immunitaire à produire de nouveaux lymphocytes T auxiliaires.

Le fait que le système immunitaire réponde de façon agressive au virus du sida peut signifier que des stratégies renforçant la prolifération des cellules immunitaires pourraient apporter une aide précieuse pour lutter contre le développement du sida. La mélatonine stimule la production des lymphocytes T auxiliaires. Elle renforce également celle des cellules naturelles tueuses ainsi que d'autres cellules sanguines combattant les virus. De plus, la mélatonine a un effet sur les cytokines, comme l'interleukine-2, des messagers chimiques du système immunitaire, indispensables à la croissance des lymphocytes T.

Une étude conduite sur des rats par le Dr Russel Reiter indique que la mélatonine pourrait avoir un effet direct sur la réplication du virus du sida. Pour se répliquer, le VIH a besoin d'une substance appelée facteur nucléaire kappa-B (NF-KB). La quantité de ce facteur est réduite de 23 % durant la nuit. Le Dr Reiter a voulu déterminer si la mélatonine était responsable de ce déclin. Lorsqu'il a injecté de la mélatonine à des rats dans la journée, il a observé une réduction de 43 % de l'activité de liaison du NF-KB. Ces résultats suggèrent que la mélatonine pourrait être capable d'interférer avec la division du VIH en coupant son apport en NF-KB.

Le Dr Georges Maestroni a conduit en Italie une étude pilote sur 11 personnes infectées par le VIH à qui il a donné 20 mg de mélatonine chaque soir. Après un mois de traitement, les lymphocytes T auxiliaires des patients avaient augmenté de 35 %, les cellules naturelles tueuses de 57 % et la production des lymphocytes de 76 %. Malgré ces résultats très prometteurs, les recherches n'ont pas été poursuivies dans cette direction.

Contre certaines maladies des dents et des gencives

La mélatonine sécrétée par la glande pinéale et circulant dans le sang est en partie libérée avec la salive dans la cavité buccale où elle semble offrir une protection contre différentes maladies parodontales. Elle aiderait principalement à conserver le niveau osseux, en partie en favorisant la formation osseuse et en renforçant la résistance aux bactéries.

Une étude a indiqué que, plus la sévérité de la maladie parodontale (qui touche les tissus de soutien des dents) augmente, plus la concentration de mélatonine salivaire décroît, suggérant que l'hormone participe à la lutte contre les attaques bactériennes.

Appliquée sous forme liquide ou en spray sur des zones lésées ou enflammées de la muqueuse buccale, elle combat efficacement les processus inflammatoires et accélère la guérison des érosions et ulcérations.

Une étude portant sur des diabétiques souffrant de maladie parodontale indique que l'application topique de mélatonine quotidiennement pendant 20 jours ralentit la destruction osseuse, améliore la qualité de l'os alvéolaire et prévient la progression de la maladie parodontale.

Contre la somnolence au volant

La mélatonine diminue la vigilance la nuit. La lumière bleue l'augmente en stimulant des cellules nerveuses spéciales situées sur la rétine et appelées cellules ganglionnaires de la rétine (CGR).

Ces cellules sont en liaison avec des zones cérébrales contrôlant l'éveil. Leur stimulation par la lumière bleue induit l'arrêt de la sécrétion de la mélatonine. Des tests en conduite réelle ont démontré qu'une émission continue de lumière bleue est aussi efficace que du café pour améliorer la vigilance au volant la nuit.

Contre les coups de soleil

La mélatonine est une hormone antioxydante qui protège la peau des dommages oxydatifs, notamment ceux engendrés par les brûlures. Des chercheurs de l'Université de Zurich ont montré que l'application topique de mélatonine, avant une exposition au soleil, apporte une excellente protection contre les coups de soleil. Elle inhibe la formation de l'érythème de façon dose-dépendante.

La mélatonine semble également jouer un rôle dans la réparation de la peau brûlée.

Contre l'ostéoporose

Un certain nombre de travaux expérimentaux effectués au Japon sur des animaux suggèrent que la mélatonine pourrait aider à prévenir l'ostéoporose en agissant sur la minéralisation osseuse.

Une baisse des concentrations de mélatonine semble en effet associée à une augmentation de la résorption osseuse.

La mélatonine pourrait également accélérer la guérison des fractures.

UNE IMPLICATION DANS LA POLYARTHRITE RHUMATOÏDE

La polyarthrite rhumatoïde est une maladie inflammatoire chronique des articulations due à un dérèglement du système immunitaire. Elle semble plus fréquente et plus sévère dans les pays du Nord où les populations sont exposées à de plus fortes concentrations de mélatonine en raison de la durée plus importante des nuits et des hivers plus longs et plus rudes par rapport aux pays méditerranéens. La raideur matinale des articulations pourrait, dans la polyarthrite rhumatoïde, être reliée à une action pro-inflammatoire de la mélatonine au cours de la nuit.

On a observé des niveaux de mélatonine plus élevés chez des personnes atteintes de polyarthrite rhumatoïde que chez celles en bonne santé. La mélatonine a été détectée à forte concentration dans le liquide articulaire (ou synovial) d'individus souffrant de polyarthrite rhumatoïde. Et des récepteurs à la mélatonine ont été détectés dans les macrophages (des cellules du système immunitaire) des membranes synoviales.

L'administration de mélatonine à des malades souffrant de polyarthrite rhumatoïde a montré un puissant pouvoir antioxydant et a augmenté la vitesse de sédimentation des globules rouges, ce qui marque une aggravation de l'état inflammatoire. La maladie, non seulement n'a pas été améliorée mais elle s'est même aggravée chez certains individus.

BIBLIOGRAPHIE

BAZIL CW ET AL. : *Patients with intractable epilepsy have low melatonin which increases following seizures.* Neurology 2000; 55(11) : 1746-1748.

BHATTTI P ET AL. : *Night-shift work ups the risk for various cancers in men.* Am J Epidemiol 2012; 176 : 751-759, 760-763.

BONNEFOND A ET AL. : *Rare MTNR1B variants impairing melatonin receptor 1B function contribute to type 2 diabetes.* Nat Genet 2012 Jan 29; 44 (3) : 297-301.

BROWN GM ET AL. : *Melatonin and its relevance to jet lag.Travel Med Infect Dis.* 2009 Mar; 7(2) : 69-81.

CAGNACCI A ET AL. : *Potentially beneficial cardiovascular effects of melatonin administration in women.* J Pineal Res. 1997; 22 : 16-19.

CAGNACCI A ET AL. : *Effect of exogenous melatonin on vascular reactivity and nitric oxide in postmenopausal women : role of hormone replacement therapy.* Clin Endocrinol (Oxf) 2001; 54 : 261-266.

CAJOCHEN C ET AL. : *Evidences that the lunar cycle influences human sleep.* Current Biology. 2013; 23 : 1-4. http : /dx.doi.oer/10.1016/j.cub.2013.06.029.

CANPOLAT S ET AL. : *Effect of pinealectomy and exogenous melatonin on immunoreactive ghreling staining of arcuate nucleus and serum ghrelin levels in rats.* Neurosci Lett. 2006; 410 : 132-136.

CARDINALI DP ET AL. : *Clinical perspectives for the use of melatonin as chronobiotic and cytoprotective agent.* Ann NY Acad Sci 2005 Dec; 1057 : 327-36.

CARDINALI DP ET AL. : *Clinical aspects of melatonin intervention in Alzheimer's disease progression.* Curr Neuropharmacol 2010 Sep(3) : 218-27.

CARDINALI DP ET AL. : *The use of chronobiotics in the resynchronization of the sleep/wake cycle. Therapeutical application in the early phases of Alzheimer's disease.* Recent Pat Endocr Metab Immune Drug Discov 2011 May; 5(2) : 80-90.

CHEN Z ET AL. : *Protective effect of melatonin on myocardial infarction.* Am J Physiol Heart Circ Physiol. 2003 May; 284(5) : H1618-24.

CUTANDO A ET AL. : *Relationship between salivary melatonin and severity of periodontal disease.* J Periodontol. 2006 Sep; 77(9) : 1533-8.

CUTANDO A ET AL. : *Effect of topical application of melatonin to the gingiva on salivary osteoprotogerin, RANKL and melatonin levels in patients with diabetes and periodontal disease.* Odontology 2013 Aug 11 {Epub ahead of print]

DOMINGUEZ-RODRIGUEZ A ET AL. : *A Unicenter, randomized, double-blind, parallel-group, placebo-controlled study of melatonin as an adjunct in patients with acute myocardial infarction undergoing primary angioplasty. The melatonin Adjunct in the acute myocardial infarction treated with angioplasty (MARIA) trial : study design andrationale.* Contemp Clin Trials. 2007 Jul; 28(4) : 532-9.

DUFFY JF ET AL. : *Sex difference in the near-24-hour intrinsic period of the human circadian timing system.* Proc Natl Acad Sci USA, 2011; 108 : 15602-15608.

FORREST CM ET AL. : *Inflammatory status and kynurenine metabolism in rheumatoid arthritis treatment with melatonin.* Br. J. Clin. Pharmacology. Oct. 2007; 67(4) : 517-526.

FURIO AM ET AL. : *Possible therapeutic value of melatonin in mild cognitive impairment : a retrospective study.* J Pineal Res 2007 Nov; 43(4) : 404-9.

GROSSMAN E ET AL. : *Effect of melatonin on nocturnal blood pressure : meta-analysis of randomized controlled trials.* Vasc Health Risk Manag. 2011; 7 : 577-84.

HAIMOV I ET AL. : *Melatonin replacement therapy in elderly insomniacs.* Sleep 1995 Sept; 18(7); 598-603.

HERXHEIMER A ET AL. : *Melatonin for the prevention and treatment of jet lag.* 2002. Cochrane Database Syst Rev 2002(2) : CD001520.

HOWATSON G ET AL. : *Effect of tart juice (Prunus cerasus) on melatonin levels and enhanced sleep quality.* Eur J Nutr. 2012 Dec; 51(8hia) : 909-16.

HUMPHREYS J ET AL. : *Sleep patterns in children with autistic spectrum disorders : a prospective cohort study.* Arch Dis Child2014; 99 : 114-118.

JAN JE ET AL. : *The treatment of sleep disorders with melatonin.* Dev Med Chil Neurol. 1994; 36 : 97-107.

JONSSON L ET AL. : *Mutation screening of melatonin-related genes in patients with autism spectrum disorders.* BMC Med Genomics 2010 Apr; 3 : 10.

KANDIL TS ET AL. : *The potential therapeutic effect of melatonin in gastro-esophageal reflux disease.* BMC Gastroenterol 2010; 10 : 7.

KLUINSKA G ET AL. : *Nocturnal secretion of melatonin in patients with upper digestive tract disorders.* J Physiol Pharmacol 2006 Nov; 57 (Suppl5) : 41-50.

KOYAMA H ET AL. : *Melatonin at pharmacologic doses increases bone mass by suppressing resorption through down-regulation of the RANKL-mediated osteoclast formation and activation.* J Bone Miner Res 2002; 17 : 1219-1229.

LEWY A. *The circadian basis of winter depression.* Proc Natl AcadSci USA, 2006 May9; 103(19) : 7414-7419.

LISSONI P ET AL. : *Modulation of cancer endocrine therapy by melatonin : a phase II study of tamoxifen plus melatonin in metastatic breast cancer patients progressing under tamoxifen alone.* Br J Cancer 1995; 71 : 854-856.

LU WZ ET AL. : *The effects of melatonin on colonic transit time in normal controls and IBS patients.* Dig Dis Sci 2009 May; 54(5) : 1087-93.

LU WZ ET AL. : *Melatonin improves bowel symptoms in female patients with irritable bowel syndrome : a double-blind placebo-controlled study.* Aliment Pharmacol Ther 2005 Nov 15; 22(10) : 927-34.

Lusardi P et al. : *Cardiovascular effects of melatonin in hypertensive patients well controlled by nifedipine : a 24-hour study.* Br J Clin Pharmacol 2000 May; 49(5) : 43-7.

Maestroni GJM et al. : *Pineal melatonin, its fundamental immunoregulatory role in aging and cancer.* Ann NY Acad Sci. 1988; 521 : 140-148.

Magnanou E et al. : *The timing of the shrew : continuous treatment with melatonin maintains youthful rhythmic activity in aging Crocidura russula.* PlosOne, 15 juin 2009.

Maldonado MD et al. : *Melatonin present in beer contributes to increse the levels of melatonin and antioxidant capacity of the human serum.* J Pineal Res 2008; 45 : 17-23.

McCay CM et al. : *The effect of retarded growth upon the length of life span and upon the ultimate body size.* Nutrition, 1995; 5 : 155-71.

McMullan CJ et al. : *Decreased melatonin secretion associated with higher risk of developing type 2 diabetes.* JAMA 2013; 309 : 1388-1396.

Menegaux F et al. : *Night work and breast cancer : a population-based case-control stud in France (The CECILE study).* Int J Cancer 2013 feb 25; 132(4) : 924-31.

Mills E et al. : *Melatonin in the treatment of cancer : a systematic review of randomized controlled trials and meta-analysis.* J Pineal Res. 2005; 39 : 360-366.

Neri B et al, Lissoni P et al. : *A randomized study with pineal hormone melatonin versus supportive care alone in patients with brain metastases due to solid neoplasms.* Cancer 1994; 79 : 699-701.

Olcese J et al. : *Protection against cognitive deficits and markers of neurodegeneration long-term oral administration of melatonin in a transgenic model of Alzheimer disease.* J Pineal Res, 2009; 47 : 82-96.

Peled N et al. : *Melatonin effect on seizures in children with severe neurologic deficit disorders.* Epilepsia. 2001; 42 : 1208-1210.

Pereira R de S. : *Regression of gastroesophageal reflux disease symptoms using dietary supplementation with melatonin, vitamins and aminoacids : comparison with omeprazole.* J Pineal Res 2006; 41 : 195-200.

PERES M ET AL. : *Melatonin, 3 mg, is effective for migraine prevention.* Neurology 2004; 63 : 757.

PERES M ET AL. : *Double-blind, placebo controlled, randomized clinical trial comparing melatonin 3 mg, amitriptyline 25 mg and placebo for migraine prevention.* Program and abstracts of the American Academy of Neurology 65th Annual Meeting, March 16-23 2013; San Diego, California. Abstract S40.005.

REITER J ET AL. : *Melatonin : reducing the toxicity and increasing efficacy of drugs.* J Pharm Pharmacol, 2002; 54 : 1321.

RÖJDMARK S ET AL. : *Short-term fasting inhibits the nocturnal secretion in healthy man.* Clin Endocrinol (Oxf) 1989; 30 : 451-7.

SCHMITZ SA ET AL. : *Computed tomography of the human pineal gland for study of the sleep-wake rhythm : reproducibility of a semi-quantitative approach.* Acta Radiol. 2006 Oct; 47(9) : 865-71.

SHECHTER A ET AL. : *Pilot investigation of the circadian plasma melatonin rhythm across the menstrual cycle in a small group of women with premenstrual dysphoric disorder.* PLoS One, 2012; 7(12) : e51929.

SONG GH ET AL. : *Melatonin improves abdominal pain in irritable bowel syndrome patients who have sleep disturbances : a randomized, double-blind, placebo controlled study.* Gut, 2005 Oct; 54(10) : 1402-7.

SRINIVASAN V ET AL. : *Melatonin in Alzheimer's disease and other neurodegenerative disorders.* Behav Brain Funct 2006; 2(1) : 15.

SRIVASAN V ET AL. : *Jet lag : therapeutic use of melatonin and possible application of melatonin analogs.* Trav Med Infect Dis 2008 Jan-Mar; 6(1-2) : 17-28.

STEGE PW ET AL. : *Determinationof melatonin in wine and plant extracts by capillary electrochromatography with immobilized carboxylic multi-walled carbon nanotubes as stationary phase o.* Electrophoresis 2010; 31 : 2242-8.

STEPIEN A ET AL. : *Melatonin secretion and metabolism in patients with irritable bowel syndrome.* Pol Merkur Lekarski 2009 May; 26(155) : 440-3.

TENGATTINI S ET AL. : *Cardiovascular diseases : protective effects of melatonin.* J Pineal Res 2008 Jan; 44(1) : 16-25.

Vogler B et al. : *Role of melatonin in the pathophysiology of migraine : implications for treatment.* CNS Drugs. 2006; 20(5) : 343-50.

Wade AD et al. : *Efficacy of prolonged-released melatonin in insomnia patients aged 55-80 years : quality of sleep and next-day alertness outcomes.* Curr. Med. Res. Opin. 2007 Oct; 23(10) : 2597-60.

Wirtz PH et al. : *Oral melatonin reduces blood coagulation activity; a placebo-controlled study in healthy young men.* J Pineal Res 2008 Mar; 44(2) : 127-33.

Yi C et al. : *Effects of melatonin in age-related macular degeneration.* Ann NY Acad Sci 2005 Dec; 1057 : 384-92.

Zaslavskaia RM et al. : *Evaluation of different methods of treatment of patients with stable stenocardia combined with arterial hypertension according to echocardiographic data.* Klin Med (Mosk) 2007; 85(8) : 40-3.

Achevé d'imprimer par France Quercy, 46090 Mercuès
N° d'impression : 40533 - Dépôt légal : avril 2014

Imprimé en France